L'ANALISI TRANSAZIONALE

Il sé e l'altro

Fabio Ricardi è socio del Centro «E. Berne» di Milano. È Provisional Teaching Member dell'Associazione Europea di Analisi Transazionale (EATA). Ha collaborato a riviste come «Psicoterapia e Scienze umane», «Studi Lavoro», «Neopsiche» e svolge la sua attività professionale come psicoterapeuta e formatore. Insegna *Gestione delle risorse umane* presso il Libero Istituto Universitario C. Cattaneo di Castellanza.

A Lilia

In copertina: *Storia di Adamo.* Affresco di Piero della Francesca.
Particolare

Xenia Edizioni
Via Carducci 31 – 20123 Milano

INTRODUZIONE

L'Analisi Transazionale è ormai abbastanza nota in Italia. Sono stati tradotti i testi più importanti, da *Io sono OK, tu sei OK* di T. Harris alle opere più tecniche di E. Berne; si sono diffusi istituti e centri di psicologia che operano ispirandosi a essa; chi ha seguito corsi di formazione aziendale ha spesso avuto modo di incontrarsi con il linguaggio dell'A.T. (come si dice e si scrive comunemente). Si ha però la sensazione che una comprensione adeguata delle tesi e degli obiettivi dell'Analisi Transazionale non sia così frequente. La semplicità stessa del linguaggio, la possibilità di una presentazione parziale, in genere dedicata ai temi della comunicazione, è un pregio ma può anche trarre in inganno. Ci si può illudere di conoscere l'Analisi Transazionale quando se ne conosce qualche schema. Eppure questi schemi sono uno strumento che condensa e visualizza ricerche più sottili e complesse, e il loro uso competente richiede il passaggio verso quelle ricerche e quella complessità.

Questo volumetto vuol essere una traccia per seguire la genesi dell'A.T., la costruzione della sua teoria, i suoi più importanti sviluppi e le caratteristiche di almeno alcuni dei suoi orientamenti principali; l'intento è di poter essere utile anche a chi non possiede nessuna conoscenza previa dell'argomento e vi si accosta con una semplice curiosità per lo studio da un punto di vista psicologico delle vicende umane.

Iniziamo dal nome. Sullo Zingarelli troviamo che «transazione» significa «composizione contrattuale di un conflitto di interessi». Si tratta dunque di un termine che ha originariamente un significato commerciale; che cosa c'entra con la psicologia? «Quando parlo di transazione so che cosa dico» – citiamo qui E. Berne, da una conferenza pronunciata nel 1970, l'ultimo anno della sua vita, «e cioè che ciascuno, quando comunica con un altro, si aspetta di ottenere qualcosa di preciso». La presa in prestito di una parola dal mondo commerciale sta dunque a sottolineare il carattere di scambio, di accordo almeno implicito su ciò che ciascuno reciprocamente chiede, caratteristico della comunicazione umana.

È chiaro quindi che si tratta di una psicologia attenta a ciò che avviene nella relazione tra le persone, e che si occupa dello studio del soggetto senza tirarlo fuori dalla situazione naturale per l'essere umano, ossia la comunicazione con gli altri.

Berne, d'altronde, ha dato al suo progetto il nome di «psichiatria sociale». Il termine è comprensibile se diamo a «psichiatria» il significato di qualsiasi studio del comportamento umano che vagli ciò che è o che non è salute, che cosa si possa considerare confacente e che cosa no al benessere dell'uomo. Il termine «sociale», invece, sta a indicare che ci si occupa proprio dell'uomo in società. In una frase che gli è stata attribuita, vera o falsa che sia, Berne dichiara la sua intenzione di voler «strappare i pazienti dal lettino per farli sedere in cerchio». Questa frase, collocata negli anni in cui Berne ha sviluppato la sua pratica innovativa, ossia dal dopoguerra a tutti gli anni Sessanta, ci mette di fronte a un tornante della storia della psicoanalisi. È il momento in cui molti cominciano a guardare fuori dall'ortodossia della tradizione, costruendo una diaspora creativa. Si situano in questo contesto, senza dimenticare le grandi diversità che li distinguono, movimenti come la psicoterapia di gruppo a orientamento psicoanalitico, la nascita della psicoterapia della Gestalt, gli sviluppi della bioenergetica e, appunto, l'Analisi Transazionale. La personale vocazione di Berne si inseriva nel clima particolare dell'America del dopoguerra, con l'ottimismo che nasceva da una guerra vinta e dalla posizione di egemonia mondiale e, insieme, con una quantità di problemi umani e sociali da affrontare. Un contesto molto diverso da quello della Vienna in cui erano maturate teoria e pratica psicoanalitiche, compreso il lettino del paziente nel minuscolo studio del dottor Freud.

La situazione che ha costituito il primo spunto per la nascita dell'Analisi Transazionale, cioè le migliaia di colloqui con i soldati che, a guerra finita, attendevano il parere dello psichiatra per poter tornarsene a casa, rappresenta la sfida a cui Berne ha voluto rispondere attraverso un nuovo concetto della relazione psicoterapeutica. Partiremo da qui per seguire la costruzione dell'A.T.

Capitolo 1

Intuizione e stati dell'io

LE PRIME RICERCHE DI BERNE. COME CONOSCIAMO UN'ALTRA PERSONA?

Eric Berne aveva trentacinque anni quando, capitano medico dell'esercito statunitense, gli fu assegnato il compito di sottoporre a una brevissima visita psichiatrica i soldati che al termine della seconda guerra mondiale stavano per essere congedati. Davvero brevissima, la visita: il dottor Berne aveva a disposizione fino a un massimo di un minuto e mezzo per soldato, e doveva visitare un gran numero di soldati al giorno (in meno di quattro mesi ne furono esaminati circa 25.000!). Un lavoro alienante, ci viene da dire. E viceversa Berne lo traformò in uno straordinario laboratorio per studiare, sui grandi numeri, le capacità dell'intuizione.

Certo, il dottor Berne non era uno sprovveduto: aveva alle spalle, oltre agli studi di medicina e di psichiatria e una vasta esperienza di lavoro ospedaliero, un'analisi iniziata qualche anno prima con P. Federn, uno psicoanalista famoso che era stato allievo di Freud. L'analisi era stata interrotta all'entrata in guerra degli Stati Uniti.

Tornando al nostro ospedale militare, Berne poneva a ogni soldato le stesse due domande: «Sei nervoso?» e «Sei mai stato da uno psichiatra?» e osservava le reazioni complessive, posturali e comportamentali, dell'uomo che aveva di fronte, da quando entrava nella stanza a quando ne usciva. Sulla base di queste formulava mentalmente ipotesi su quali risposte avrebbe potuto aspettarsi e su altri dati essenziali: quanti anni aveva il soldato? che lavoro faceva nella vita civile?

Berne tenne conto dei risultati e notò che le previsioni esatte raggiungevano un'alta percentuale, tanto da poter affermare che non si trattava di risultati casuali. A questo punto si dedicò a osservare meglio il processo cognitivo che si realizzava in così breve tempo, e notò che l'esercizio lo potenziava, mentre l'affievolivano sia l'interruzione prolungata sia elementi di frustrazione come per esempio l'incertezza se il lavoro sarebbe proseguito o no con quella stessa équipe medica. Notò anche che era possibile mettere in luce una serie di criteri che il processo intuitivo presumibilmente seguiva, ma che tenerli consapevolmente presenti durante il lavoro non migliorava i risultati (dunque l'intuizione effettiva seguiva un'altra strada rispetto alla conoscenza consapevole).

L'insieme di dati e riflessioni portava a concludere per una distinzione abbastanza netta tra un sapere logico, espresso o esprimibile in un discorso, e un sapere di tipo intuitivo, che non era in grado di esprimere discorsivamente le proprie ragioni ma che raggiungeva con un'alta approssimazione la sua meta. Quest'ultima conoscenza si fonda su «funzioni inconsce e preconsce», che svolgono il loro lavoro prima che vengano pronunciate le parole (Berne, 1977, p. 19). È sicuramente connessa a «indizi la cui formulazione non è ancora diventata e forse non diventerà mai conscia, ma che tuttavia si basano su impressioni dei sensi». Qui Berne usa l'apparato concettuale della psicoanalisi. I termini «inconscio» e «preconscio» sono usati nella prima «topica», ovvero modello della psiche umana, elaborata da Freud. «Preconscio» indica idee o altri contenuti psichici attualmente non presenti alla coscienza, ma raggiungibili da sé. «Inconscio» indica un contenuto che non giunge mai, se non in modo indiretto, alla coscienza.

C'è un orientamento culturale che nuoce all'intuizione: quello di chi pensa che, «per conoscere qualcosa, l'individuo deve riuscire a esporre con parole ciò che sa e *come lo sa*» (p. 38). Chi pensa così, non accetterà mai di lasciarsi guidare da giudizi intuitivi. Al contrario, saprà affidarvisi chi è convinto che «una vera conoscenza è sapere come agire piuttosto che conoscere le parole» (p. 39).

Berne tenta di mettere a fuoco non solo il processo intuitivo, ma anche l' oggetto dell'intuizione. Che cosa soprattutto si vede, quando si guarda «intuitivamente» un'altra persona? I casi analizzati – soggetti di cui era stato individuato correttamente il mestiere esercitato o l'età, o il caso di quel soldato di cui Berne intuì che si era sposato, molto giovane, con una donna più giovane di lui – mostravano che il giudizio intuitivo si fondava soprattutto sull'accurata percezione dello sguardo e dei movimenti della muscolatura facciale. Questo portava a individuare alcune importanti caratteristiche psicologiche, come l'ansia e il modo di gestirla, o come il modo di guardare le cose circostanti e quindi di reagirvi. Da questi elementi l'osservatore tirava le sue conclusioni su altri aspetti più «esterni» della vita dell'osservato.

Con linguaggio freudiano, Berne riassume che «gli occhi erano principalmente gli strumenti dell'io, mentre la bocca e il collo rappresentavano più le funzioni dell'es» (p. 38).

I termini sono freudiani, ma è un Freud usato per decifrare gli inconsapevoli messaggi del corpo, anziché per interpretare il significato dei messaggi verbali, come nell'uso classico della psicoanalisi. Teniamo presente anche questa dualità dei contenuti osservati; essa rappresenta un primo spunto di quella che poi sarà sviluppata come teoria degli stati dell' io.

La diagnosi medica è un atto conoscitivo in cui l'intuizione ha un'importanza fondamentale. Anzi, è proprio la parte dell'intuizione che differenzia la diagnosi del clinico esperto da quella, più lenta e faticosa anche se alla fine magari valida, dello studente o del principiante. L'intuizione non è un fatto miracoloso, anzi, è anche alimentata dall'esperienza. Ma l'esperienza dà i suoi frutti permettendo il sorgere di un processo cognitivo di carattere globale, sintetico. La diagnosi comunicata a parole o per iscritto traduce e specifica un'immagine mentale unitaria. «In termini psicologici lo studente compone un mosaico, mentre il clinico esperto scompone una configurazione» (p. 51).

Il Berne di questi anni è dunque uno studioso dei processi della conoscenza interpersonale. Sono anche gli anni in cui si gettano le basi di una nuova scienza, la cibernetica, con le invenzioni e le ricerche di N. Wiener, di Ashby e altri. Berne è interessato a questo nuovo campo, apparentemente estraneo al lavoro di un clinico: sembra affascinarlo il confronto tra il modo in cui possono comunicare le macchine e il modo in cui comunicano gli uomini. È un confronto che punta a evidenziare più le differenze che le analogie.

Prendiamo in esame la distinzione cibernetica tra «informazione» e «rumore», e il modello ideale di una comunicazione costituita di puri contenuti informativi e completamente libera da ogni «rumore». Questo, che può essere l'obiettivo di un tecnico che costruisce strumenti di informazione, è il contrario di ciò che avviene nella comunicazione umana, e che invece interessa al clinico. Già nel mondo delle macchine, il rumore informa sullo stato interno della macchina stessa; analogamente, nell'interazione umana ciò che sta fuori dal contenuto comunicato, e che perciò potremmo considerare «rumore», come il tono di voce, la gestualità, la mimica facciale, informa sullo stato interno della persona. Ciò che nella macchina si chiama rumore, nell'essere umano è «comunicazione latente».

Tra le persone la relazione avviene non solo a livello di scambio di informazioni, ma soprattutto sul piano delle comunicazioni latenti. Collegando queste analisi con quelle precedentemente svolte sull'intuizione, Berne può dire, con una rapidissima sintesi, che «la risposta latente a una comunicazione è la conoscenza intuitiva del ricevente» (p. 69). Questo spazio è estremamente importante sia nelle relazioni quotidiane tra le persone, sia in quella particolarissima relazione che è il lavoro dello psicoterapeuta.

Alcune delle tesi sostenute qui da Berne – doppio livello della comunicazione, verbale e non verbale, di contenuto e di relazione – sono ormai familiari a chi si occupa di comunicazione interpersonale, grazie soprattutto all'opera della scuola di Palo Alto e al testo che ne ha riassunto a un certo momento le ricerche: la *Pragmatica della comunicazione umana.* Rimane vero che le analisi di Berne sono pionieristiche, tenuto conto degli anni di pubblicazione dei saggi che stiamo esaminando. Rimane, soprattutto, che gli orientamenti di Jackson, Watzlawick e dei loro collaboratori da una parte, e di Berne dall'altra, divergono quasi subito, conducendo a risultati molto diversi.

Da una parte c'è la scelta di occuparsi solo del fenomeno «comunicazione», senza tentare l'esplorazione della mente. È rimasto popolare il modello della «scatola nera» in cui non si guarda, occupandosi soltanto dei messaggi che entrano e che escono, input e output. Berne, invece, è troppo interessato alla persona che ha di fronte per non tentare il collegamento tra il messaggio e ciò che avviene in chi lo invia e in chi lo riceve.

Il concetto di energia psichica, elaborato da Freud, può essere usato per comprendere ciò che avviene nella comunicazione. Berne ha presente, e lo riconoscerà in uno scritto successivo, *Analisi transazionale e psicoterapia* (1961), che il concetto di energia psichica è difficilmente definibile, ma tuttavia lo ritiene insostituibile per comprendere le persone e le loro relazioni. Se un messaggio viene compreso, se arriva veramente a destinazione, cambia la distribuzione dell'energia nel ricevente. La comunicazione non è solo informazione, è anche attivazione di energia.

In sostanza ciò di cui Berne si interessa, sia quando si occupa dell'intuizione sia quando si confronta con le tesi della cibernetica, è la *comunicazione efficace*. La comunicazione che ha il potere di trasformare nasce da un contatto immediato, intuitivo, con la persona a cui si rivolge. Questo risulta ancora più chiaro dalle successive indagini sulle «immagini dell'io».

La psicoterapia è un contesto privilegiato di comunicazione, ma anche qui la parola può attardarsi in meandri sterili, così come può anche, a certe condizioni, imboccare una strada risolutiva.

Berne nota nella sua pratica clinica che l'analisi di un paziente fa dei sostanziali progressi quando il terapeuta riesce a sostituire alla diagnosi concettuale, frutto delle proprie conoscenze teoriche, un'immagine concreta del paziente in un momento cruciale della sua vita. Quest'immagine, di cui il terapeuta può avere dei presentimenti intuitivi, ha la sua conferma quando la persona stessa la recupera nella sua memoria. Per tutti e due, terapeuta e paziente, queste immagini hanno un'efficacia incomparabile rispetto ai puri concetti.

Un caso clinico eloquente è quello di una giovane donna, Emily, inviata in terapia per un'emicrania persistente, disturbi alla vista e, talvolta, vomito. «Questa paziente mostrava molti sintomi di depressione: crisi di pianto, fantasie suicide, ipersensibilità e risentimento... Si notava una pulizia ossessiva unita a disordine e a uno sforzo deciso ma inefficace di apparire colta e beneducata. Era ostinata e tuttavia paurosa. Si mostrava aggressivamente minacciosa e, nello stesso tempo, servilmente arrendevole» (p. 105).

Nella prima fase della terapia, nonostante alcuni progressi, il terapeuta aveva la sensazione che il suo lavoro affondasse nelle difese, cedevoli ma al tempo stesso difficilmente superabili, di Emily. Secondo il modello concettuale che il terapeuta seguiva, «questa paziente era caratterizzata in modo banale come persona vulnerabile, apprensiva, tradizionale, che cercava giustificazioni per il suo risentimento, vittimismo e autopunizione» (*ivi*). Ciò che mancava era appunto una percezione concreta dello stato dell'io della paziente.

Un giorno finalmente questa percezione arrivò, offerta da Emily stessa. Sulla base di una dichiarazione abbastanza generica, anche se molto dolorosa («Quando sono nata sono stata una disgrazia e una delusione per i miei genitori, perché ero una femmina»), emerge l'immagine concreta: «Mia madre mi ha detto che, quando ero bagnata, la disgustavo e che detestava prendermi in braccio. Mi ha detto, però, che mio zio Charlie mi coccolava anche quando ero fradicia. Non gli dispiaceva per niente prendermi in braccio. Lei gli diceva: "Come puoi tenerla in braccio quando è in quello stato disgustoso?"» (p. 106). Anche se non è propriamente un ricordo, ma una situazione riferita, l'immagine ha una sua singolare potenza, in quanto da questo momento «Emily non era più una serie di concetti verbali, ma una personalità chiaramente delineata. Era una bambina piccola con un pannolino gocciolante, che si ritraeva dal disgusto e dalla condanna severa della madre e cercava uno zio che la tenesse com'era. Bastava che il terapeuta fosse quello zio e la situazione sarebbe migliorata. E così fu» (*ivi*).

Ci sono quindi due aspetti della personalità della paziente: uno di donna adulta e uno di bambina molto piccola. Entrambi sono in un certo modo presenti nello studio del terapeuta, entrambi impegnano l'energia della persona, in quanto molti comportamenti della donna adulta si comprendono in realtà se li leggiamo come comportamenti della bambina.

In un altro caso affrontato da Berne la dualità di aspetti era percepita in modo chiaro dal paziente stesso. «Un bambino di otto anni, in vacanza in un ranch, vestito da cow-boy, aiutò un lavorante a togliere la sella a un cavallo. Quando ebbero finito, il lavorante disse: "Grazie,cow-boy!". Al che l'aiutante rispose: "Non sono un cow-boy, sono solo un bambino...". Il paziente che raccontò questa storia osservò: "È proprio questa la sensazione che provo. A volte mi sembra di non essere realmente un avvocato, ma solo un bambino"» (pp. 98-99). Questo «mi sento» allude evidentemente a un'esperienza vissuta, in cui il soggetto avverte la propria esperienza come non adulta, ma, piuttosto, simile alla propria esperienza di se stesso bambino. Nel caso citato, questo «sentirsi» riportava anche a modalità di comportamento profondamente differenti: uno, quello razionale di un uomo che esercitava la professione di avvocato, l'altro, messo in atto quando giocava d'azzardo, comprendeva credenze magiche e rituali, per esempio fare la doccia quando perdeva. Questi due aspetti, o «stati» dell'io, erano entrambi presenti nella vita attuale di quest'uomo, e quando il terapeuta parlava, sapeva di essere ascoltato da tutti e due, e di tutti e due doveva tenere conto.

La problematica portata da questo paziente poteva essere affrontata sulla base delle teorie psicoanalitiche che Berne possedeva, in particolare in termini di io e di es. Assistiamo invece a una diversa scelta: di fronte alla evidente presenza di due stati consci dell'io, anche se l'uno adulto, l'altro arcaico o «bambino», il terapeuta rimane su questo piano e lavora con il paziente per distinguere in modo accurato le due aree di esperienza e comprenderne le diverse caratteristiche.

Si possono individuare, all'interno di questo lavoro, i momenti che possiedono una maggior forza di cambiamento:

- l'intuizione da parte del paziente che si tratta proprio di se stesso adulto e di se stesso bambino;
- l'energia in questo modo portata sul «sistema adulto»;
- l'alleanza di entrambe le parti dell'io con il terapeuta.

L'avvocato in questione ricavò, dall'*insight* sulla sua parte bambina, una notevole attenuazione della propria ansia e l'accelerazione di un cammino terapeutico che mise ordine negli altri campi problematici della sua vita; in particolare risolse la drammatica alternanza tra periodi di lavoro «normali» e weekend dedicati all'alcol e alla passione per le armi. La distinzione tra il bambino e l'adulto rappresenta infatti la prima operazione terapeutica, a cui deve seguire un lavoro che Berne chiama di *deconfusione*; si tratta cioè di comprendere i bisogni della parte bambina, i motivi del loro non appagamento, la *confusione* insita nella ricerca inappropriata e inadeguata di una risposta; si tratta anche di aiutare il paziente a scoprire la strada di una possibile soddisfazione.

Questo caso clinico ci presenta una personalità ai limiti della scissione, in cui la distinzione tra le due parti – l'adulto e il bambino – emerge con particolare evidenza. Nella maggior parte delle situazioni che il terapeuta affronta, in particolare nel vasto regno delle nevrosi, tale distinzione è più sottile. Ma, all'occhio e all'orecchio esperto, il comportamento comunicativo di ogni persona offre segnali dell'una e dell'altra area: dell'adulto che osserva, riflette, sa valutare e prevedere, e del bambino che esprime nella situazione presente – magari con il tono della voce oppure con un comportamento non congruente con una visione «ragionevole» delle cose – un momento della sua storia passata.

Berne suggerisce al terapeuta di allenarsi a riconoscere e distinguere queste due aree, prima di riuscire a scoprire anche un altro spazio, quello che rivela l'influsso di un'altra o di altre persone, quando chi parla o agisce si esprime «come se» fosse uno dei suoi genitori. Quando il terapeuta riconosce una parte del comportamento come non appartenente all'adulto, ma a una imitazione o identificazione con le figure fondamentali che ci hanno guidato nell'infanzia, si compie un altro passo importante dell'analisi.

Il materiale che abbiamo analizzato appartiene a due scritti del 1957. Berne è arrivato a mettere a punto l'essenziale della teoria degli stati dell'io e la base del suo lavoro terapeutico. Abbiamo cercato di mostrare entrambe nel loro nascere dal vivo, nel quadro degli orientamenti intellettuali e personali che le hanno rese possibili. Successivamente Berne, e gli analisti transazionali dopo di lui, hanno costruito su queste intuizioni ed esperienze tutto un edificio teorico, del quale dobbiamo ora occuparci.

GLI STATI DELL'IO

Stati dell'io

Ripercorriamo in sintesi ciò che ci mostra l'esperienza.

La stessa persona presenta nell'arco del tempo tre diverse modalità di comportamento. Una è appropriata a una persona che ragioni e agisca prevedendo e valutando le conseguenze dei suoi atti; un'altra appare simile a quello che sarebbe l'esprimersi e l'agire di un bambino; una terza modalità rivela aspetti imitativi, che fanno pensare a qualcosa di assimilato da un'altra persona. A ciascuna di queste tre modalità è attribuito il termine di «stato dell'io».

Berne insiste sul carattere fenomenologico, non concettuale, degli stati dell'io. Intende dire con ciò che quando parliamo di stati dell'io ci riferiamo a esperienze che ciascuno fa o può fare, e che non si tratta di concetti costruiti per rendere ragione dei fatti all'interno di una teoria. Questa distinzione vale anche per sottolineare la differenza, a cui Berne tiene molto, tra Bambino, Adulto, Genitore da una parte, e i concetti freudiani di es, io, super io dall'altra (ricordiamo che l'«es» indica per Freud l'ambito degli istinti, delle pulsioni; l'«io», invece, quella funzione della psiche che è rivolta al rapporto con la realtà).

In ogni caso l'espressione, che si ritrova in qualche testo di Analisi Transazionale, «Bambino, Adulto, Genitore non sono concetti», non può essere presa alla lettera. Dal momento che ne parliamo e ne scriviamo, sempre di concetti si tratta: possiamo dire, per sottolinearne l'originalità, che sono concetti fenomenologici.

E, per tutto quel che abbiamo detto, è logico a questo punto attenderci una definizione. Le più semplici sono quelle che troviamo in *Analisi Transazionale e psicoterapia*:

«Uno stato genitoriale dell'io è un insieme di sentimenti, atteggiamenti e modelli di comportamento simili a quelli della figura genitoriale» (Berne, 1961, p. 64).

«Lo stato dell'io Adulto è caratterizzato da un insieme autonomo di sentimenti, atteggiamenti e modelli di comportamento che risultano adattati alla realtà presente».

«Lo stato dell'io Bambino è un insieme di sentimenti, atteggiamenti e modelli di comportamento che risalgono alla nostra infanzia individuale» (Berne, 1961, pp. 64-65).

Come abbiamo sentito, in ognuna di queste definizioni ricorre l'espressione «insieme di sentimenti...» che ci dà il contenuto di ogni stato dell'io. Curiosamente, non compare il termine «pensieri», ma il confronto con altri testi berniani ci assicura che i pensieri entrano a pieno titolo, anche se con modalità un po' diverse, non solo nell'Adulto, ma anche nel Genitore e nel Bambino. Tutti gli elementi che compongono l'esperienza umana entrano quindi a far parte dei diversi stati dell'io. Ciò che caratterizza ciascuno stato, e lo distingue dagli altri, è qualcosa di specifico: per il Bambino il riferimento all'infanzia; per il Genitore il modellarsi sui comportamenti che erano dei nostri genitori; per l'Adulto l'«autonomia» e il confronto con la realtà. L'autonomia dell'Adulto indica un'indipendenza (totale? relativa? non discutiamo di questo adesso) da ciò verso cui spingono l'energia del Bambino o i messaggi del Genitore; il confronto con la realtà indica la capacità di rispondere, in modo positivo per il soggetto, alla realtà qual è – e non quale desidereremmo che fosse.

Sono questi i criteri fondamentali che ci consentono di individuare ciò che appartiene all'una o all'altra area. E dal punto di vista dell'uso dell'Analisi Transazionale nella vita quotidiana, questi criteri possono anche bastare.

Su tale base è anche possibile sottolineare la distinzione tra gli stati, pur nell'unità dell'io. L'immagine grafica che Berne ha inventato, e che è diventata da allora quasi il «logo» dell'Analisi Transazionale – i tre cerchi sovrapposti rispondenti, dall'alto in basso, al Genitore, all'Adulto, al Bambino – si fonda proprio su quanto abbiamo appena descritto. Non è casuale, evidentemente, la disposizione dei cerchi: il Genitore sta in alto, a ricordare il suo legame con l'autorità; il Bambino sta in basso, a ricordare la sua vicinanza alla terra, alla sfera della materialità e dei bisogni; l'Adulto, collocato tra il Genitore e il Bambino, sottolinea la sua funzione di mediazione (vedi figura 1). Il contatto fra i tre cerchi è essenziale per far presente l'unità della persona, oltre che la possibilità di una circolazione di energia fra i tre stati; su questo torneremo più avanti.

Dal punto di vista dell'elaborazione di una teoria, Berne fa un passo ulteriore. Parla di «organi psichici», intesi come la radice da cui emergono i comportamenti tipici del Bambino, dell'Adulto, del Genitore. E i nomi che a questi «organi» vengono attribuiti sono significativi: Archeopsiche, Neopsiche, Esteropsiche. È evidente in questo il tentativo di cercare una base più profonda alle differenze tra gli stati dell'io di cui si parlava prima. Ciascun organo psichico suggerisce un diverso modo di funzionamento: l'archeopsiche indica la modalità più antica e originaria, legata al principio di piacere; la neopsiche esprime la più recente, «nuova» capacità di elaborare i dati del reale; l'esteropsiche ricorda il costruirsi della vita psichica per identificazione o imitazione.

Per quanto suggestiva, quest'ultima prospettiva non ha avuto sviluppi nella letteratura transazionale. E se ne comprende facilmente la ragione: elaborata per spiegare meglio l'esperienza, essa rimane un'ipotesi, senza che si veda bene con quali strumenti si potrebbe verificare.

Strutture di secondo grado

Ci occupiamo ora di un altro approfondimento degli stati dell'io, che è diventato parte integrante dell'Analisi Transazionale.

Il Genitore stabilisce ciò che è giusto e ciò che è sbagliato, ciò che si deve e ciò che non si deve fare. In linea di massima, è normale che l'Adulto vada d'accordo con queste valutazioni. Ma com'è che a volte giudichiamo i nostri comportamenti con dei metri di giudizio che, solo a pensarci un momento, ci appaiono eccessivi? Com'è che proviamo vergogna e dispetto per una parola detta in un gruppo o in una riunione, che non era poi così sbagliata, ma semplicemente non proprio in armonia con una certa immagine di noi? Per non parlare dei sensi di colpa delle donne che mangiano troppo, o, almeno, così pensano. A un livello più drammatico, possiamo pensare ai rimproveri che i familiari si fanno sovente dopo la morte di un congiunto, accusandosi di non aver fatto abbastanza per tentare di salvarlo: rimproveri che un osservatore obiettivo riconoscerebbe come ingiusti.

Sembra quindi che ci sia una fonte di giudizi interna allo stato dell'io Bambino, che ha del Bambino il carattere semplice, totalitario, restio a cedere al confronto con la realtà. Pensiamo quindi a messaggi genitoriali assimilati molto presto, che si organizzano in una sorta di struttura genitoriale precoce, conservata come parte del Bambino.

È proprio dell'Adulto l'uso del pensiero. Ma c'è un pensiero intuitivo, che coglie molto bene, anche senza saperne dare le ragioni, il senso del comportamento degli altri, il senso della nostra relazione con loro. Si tratta precisamente di quell'intuizione che Berne ha studiato nelle sue prime ricerche. Il suo modo di funzionare, e il fatto che i bambini ne siano ottimamente dotati, fa pensare a una funzione del Bambino piuttosto che dell'Adulto.

Arriviamo così all'idea di suddividere in tre parti anche il Bambino: l'aspetto che riguarda le sensazioni di piacere e di dolore, le reazioni emotive, immediate, alle percezioni interne ed esterne, costituiscono il *Bambino nel Bambino*, o *Bambino somatico*, o *B1*. L'intelligenza intuitiva del Bambino – detta a volte il *Piccolo Professore* – sarà l'*A1*. Il Genitore nel Bambino sarà il *G1*; a volte Berne lo chiama l'*elettrodo* per indicare l'immediatezza delle sue reazioni di giudizio. Come si è visto, in questa prospettiva che scava nella storia dello stato dell'io Bambino, indichiamo con *1* il livello a cui ci collochiamo, riservando i nomi di *B2*, *A2*, *G2* agli stati dell'io così come appaiono all'analisi più immediata.

Questa «struttura di secondo ordine » del Bambino permette anche una prospettiva evolutiva: il *B1* è la prima soggettività, la prima capacità psicologica che emerge nella storia dell'infante. L'*A1* indica la capacità,che emerge subito dopo, di cogliere una relazione con l'altro, con la madre e poi con le altre presenze importanti; col *G1* emerge la funzione, ancora successiva, di interiorizzare il comando, il «devi» o «non devi».

Questo tipo di analisi è molto importante nella psicoterapia, dove si tratta spesso di individuare significato e origini di sentimenti e pensieri che si muovono in un mondo diverso dalla logica dell'Adulto. E si tratta senza dubbio di un capitolo importante della teoria transazionale.

E per gli altri stati dell'io? Per l'Adulto Berne avanza l'ipotesi di una tripartizione in *Ethos, Logos e Pathos* (Berne, 1961, pp.174-175). Il primo indica l'integrazione nell'Adulto dei valori morali; il secondo è l'Adulto... più Adulto che ci sia; il terzo fa presente il contatto con l'area emozionale del Bambino.

Ancora possibile una struttura di secondo grado per il Genitore, ma secondo una logica diversa e, a mio parere, molto meno efficace di quella usata per analizzare il Bambino. Berne sostiene infatti che è possibile individuare, nei contenuti del Genitore di ciascuno, ciò che si può ascrivere al padre e ciò che viene dalla madre; e, addirittura, ciò che viene da ogni singolo stato dell'io del padre o della madre! Che talvolta questo si intuisca, non significa che se ne possa costruire una legge generale. In ogni caso, non c'è bisogno di arrivare a queste ultime sottili analisi per riconoscere e usare gli stati dell'io.

«Stato» dell'io Bambino o «stati» dell'io Bambino?

Usando l' Analisi Transazionale si parla correntemente di «il mio Bambino» o «il tuo Genitore», indicando quindi una parte di sé e degli altri che possiede una sua unità.

Nella definizione che abbiamo riportato, Berne parla di insiemi (di sentimenti, di comportamenti, di pensieri). «Insieme» significa che ci sono più elementi unificati in base a una certa regola o criterio. E se ci vogliamo rifare a una definizione più complessa di stato dell'io che Berne presenta, sempre in *Analisi Transazionale e psicoterapia* (Berne, 1961, p. 9), ne viene che ogni singolo momento della nostra vita psichica dotato di una certa coerenza e unità – per esempio un momento in cui siamo impegnati a riflettere, o un preciso ricordo della nostra infanzia, o un momento in cui alziamo la voce per ottenere che nostro figlio ci obbedisca – è uno stato dell'io. Genitore, Adulto, Bambino sono allora insiemi di stati dell'io, che possono legarsi tra loro ed essere chiamati con lo stesso nome per via delle somiglianze importanti che hanno, quelle che abbiamo visto appunto nelle definizioni citate.

Questa è la visione più corretta dal punto di vista teorico. Una volta che lo sappiamo, riconosciamo pure che usare, al singolare, i termini Bambino, Genitore, Adulto è molto pratico ed efficace. Introduce una visione «drammatica», di dialogo e di movimento; forse le parole rievocano già, senza che ne siamo coscienti, un mondo di immagini relative alla nostra infanzia e ai nostri genitori, e questa è una buona strada per partire alla scoperta di noi stessi.

La diagnosi

Berne parla di quattro modi che si possono usare per cogliere la presenza di questo o quello stato dell'io; ossia, in termini clinici, di quattro tipi di diagnosi.

1. Anzitutto, uno stato dell'io si riconosce dal comportamento. Ci sono dei segnali comportamentali tipici del Bambino, dell'Adulto, del Genitore. C'è un tono di voce del Genitore severo oppure affettuoso, e c'è un tono di voce del Bambino, entusiasta oppure querulo. C'è il dito puntato del Genitore e c'è lo sguardo attento dell'Adulto.

I manuali di Analisi Transazionale riportano elenchi di gesti, di espressioni mimiche, anche di parole, che sarebbero tipiche del Bambino, del Genitore e dell'Adulto. Non si può negare a questi elenchi una qualche pertinenza, ma rimane piuttosto arbitrario l'isolamento di un gesto dal contesto comunicativo e dalla persona che lo manifesta. Era più vicino alla realtà Berne, quando suggeriva al terapeuta che vuole diventare abile a cogliere le espressioni del Bambino, di osservare con attenzione i bambini di una scuola materna. Con questo suggeriva di guardare alle somiglianze, alle analogie. In realtà tutti sappiamo pensare analogicamente e questo ci permette, all'occorrenza, di cogliere un bambino sotto i panni di chi è anagraficamente adulto.

2. Accanto alla **diagnosi comportamentale**, si parla di una **diagnosi sociale**. Si vuol dire che la reazione di altri al comportamento della persona di cui ci stiamo occupando è un buon indicatore dello stato dell'io che quest'ultima sta usando. Un'espressione di Bambino che si ribella rimanderà, dall'altra parte, a un Genitore che comanda.

3. Questi due primi canali sono accessibili a qualsiasi osservatore. Ma il lavoro clinico non si ferma all'osservazione: esso intende entrare in contatto, tramite domande e risposte, con l'esperienza dell'altro. Attraverso il contributo del soggetto che ricorda è possibile incontrarsi con quelle esperienze del passato a cui è riconducibile uno stato dell'io Bambino o Genitore. Questa è la **diagnosi storica**.

4. Ma anche quest'ultima ha la sua definitiva riprova se la persona stessa non solo ricorda, ma rivive come se fosse presente, l'esperienza a cui rimanda, per esempio, un preciso stato dell'io Bambino. I grandi scrittori ci hanno lasciato ottimi esempi di questi frammenti del passato rivissuti talvolta con una forza straordinaria. Si tratta della **diagnosi fenomenologica.**

È chiaro che mentre i primi due tipi di osservazione possono

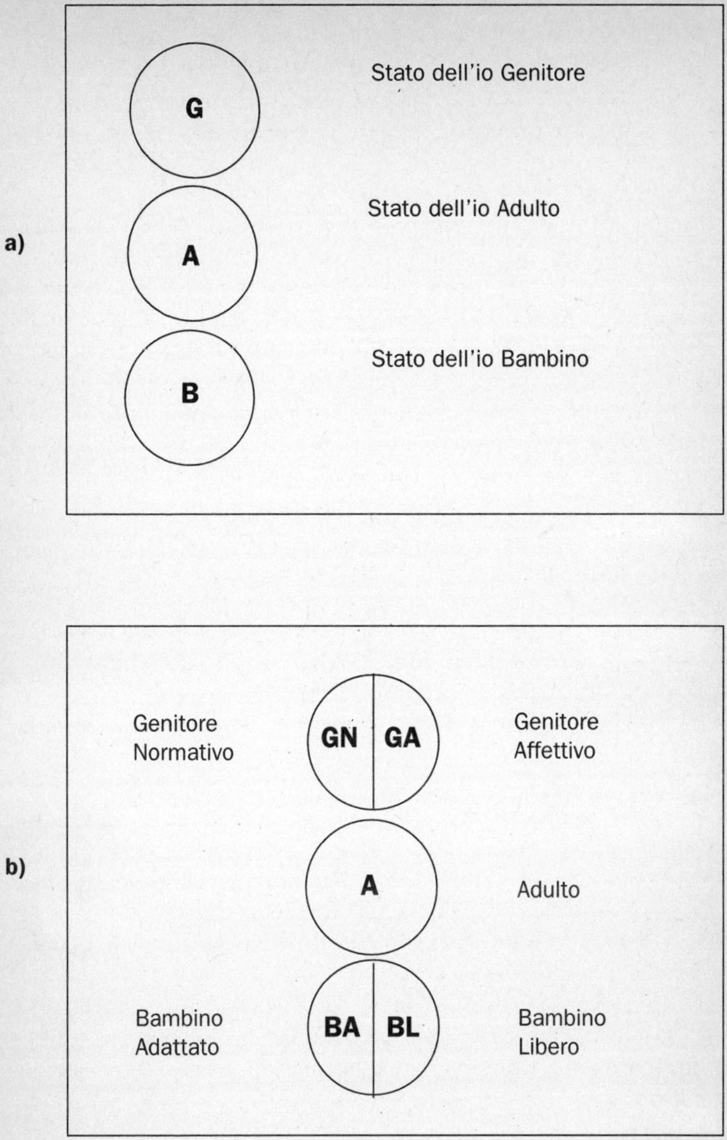

Fig. 1 – a) Il modello degli stati dell'io.
b) Analisi funzionale degli stati dell'io.

essere attuati anche in modo assai rapido, diagnosi storica e fenomenologica richiedono un lavoro condiviso tra il terapeuta e il cliente. Un'eccessiva sottolineatura della modalità comportamentale di riconoscimento degli stati dell'io, come a volte può accadere quando si usa l'Analisi Transazionale nell'ambito delle organizzazioni, rischia di dare troppo potere all'osservatore rispetto all'osservato. Conviene ricordare che sono due i poli attraverso cui si gioca il riconoscimento degli stati dell'io : osservazione ed esperienza personale.

Struttura e funzione

Nei testi di Analisi Transazionale si usa distinguere tra struttura e funzione degli stati dell'io.

Struttura rimanda evidentemente all'analisi strutturale, cioè a quel lavoro con cui si delimita ciò che è proprio a ciascuno stato dell'io, che è la prima tappa del lavoro terapeutico. Il termine sta a indicare, quindi, *il contenuto di ciascuno stato dell'io.*

Funzione vuol significare, invece, *il modo in cui ciascuno stato dell'io si manifesta nel comportamento.* Non è difficile distinguere, tra i mille comportamenti attribuibili al Genitore, quelli che esprimono il comando, la norma, la critica, e quelli che manifestano affetto, protezione, accudimento. Si potranno raccogliere i primi sotto il nome di *Genitore Normativo* (abbreviato in GN) e i secondi sotto quello di *Genitore Affettivo* (GA). Si potrà anche riconoscere che un diverso equilibrio tra il primo e il secondo aspetto del Genitore caratterizza diversi modelli di personalità.

Così, non è difficile cogliere, all'interno del Bambino, l'espressione immediata dei sentimenti, dei bisogni, dei desideri, che si possono ricondurre a una naturalità che si esprime liberamente, e distinguerla da altri comportamenti, anch'essi «da bambino», quali la compiacenza, la remissività, l'adesione senza discussione alle norme proposte. Si potrà parlare quindi di *Bambino Naturale* o *Libero* e di *Bambino Adattato.*

Uno sguardo più attento potrà notare la differenza tra la libera espressione del Bambino, che a volte urterà, di fatto, contro norme o convenzioni esistenti, e il sistematico rifiuto di tutto ciò che richiami a una norma o a un'autorità. E vedrà in quest'ultimo tipo di comportamento l'altra faccia dell'adesione irriflessa alle regole. Abbiamo così le due funzioni del Bambino, naturale e adattato, caratterizzata, quest'ultima, dalla sua sottospecie ribelle (vedi figura 1).

Sul piano della teoria, la distinzione tra struttura e funzione non è così solida come può sembrare a prima vista. C'è qualche contenuto di uno stato dell'io – pensiero, emozione, comportamento – che non sia anche funzione? In effetti si tratta soltanto di punti di vista diversi con cui si guarda la stessa realtà. Due mappe diverse, ma il territorio è lo stesso.

Chiarito questo, rimane vero che questa mappa è utile. Come ogni inventario, ci permette di chiarire quale casella è vuota, o non abbastanza piena come si vorrebbe. Possiamo chiedercene il perché, e soprattutto decidere se vogliamo ridistribuire i contenuti nelle caselle.

È chiaro che questa mappa trasmette anche un'immagine di ciò che è buono e auspicabile per l'equilibrio di una persona. E cioè che è bene avere tra le proprie risorse spendibili non solo l'Adulto, ma pure un G. normativo e un G. affettivo, un B. naturale e anche un B. adattato, dato che la vita in società richiede una serie di adattamenti, resi ragionevoli dai vantaggi dell'essere sociali. Si potrà vedere nel B. ribelle un aspetto negativo del proprio Bambino, dati i suoi effetti generalmente distruttivi, pur riconoscendo che è difficile pensare a un bambino che non sia anche un po' ribelle.

Su questa strada si può anche riconoscere che ciascuno stato dell'io presenta un possibile funzionamento positivo e uno negativo. È bene avere la capacità di porre norme e chiederne il rispetto, ma chi non conosce il danno delle norme troppo rigide e della critica eccessiva? È bene saper proteggere, ma sappiamo quanto sia oppressiva l'iperprotettività.

L'espressione del Bambino naturale può essere negativa se è fuori del contesto adatto. E l'Adulto? Tutta l'Analisi Transazionale trasmette un'immagine positiva dell'io Adulto, ma possiamo vederne una valenza negativa quando un comportamento adulto – più apparente che reale, a dire il vero – viene usato per difendersi, per esempio, dall'esperienza di un'emozione.

La mappa delle funzioni dell'io diventa quindi uno strumento per mettere a fuoco gli aspetti della propria personalità che sarebbe desiderabile modificare, dando loro più o meno rilievo.

L'energia psichica

Che cosa guida il succedersi degli stati dell'io nell'esperienza di una persona? Come si spiega che all'interno di un comportamento Adulto (per esempio la riflessione rivolta alla soluzione di un problema) si affaccia un comportamento tutto diverso, di tipo Bambino, come qualche istante di sogno a occhi aperti, o il giocherellare con la penna o con l'anello? L'esperienza clinica, in particolare, offre esempi di cambiamenti repentini di stato dell'io, come quando un paziente entra improvvisamente in un vissuto drammatico, chiaramente al di fuori della situazione presente, magari per una semplice parola del terapeuta.

Il modo più semplice per rispondere a questi interrogativi è postulare un'*energia psichica*, presente nell'io, che può distribuirsi in modo diverso nei diversi momenti. In particolare, l'energia può attivare ora l'Adulto ora il Bambino ora il Genitore; può anche dividersi in un modo tale che uno stato dell'io sia, sì, dominante, ma non sia l'unico a occupare la scena. Quello che vedevamo nell'esempio della fantasticheria può ripetersi in modo anche drammatico nei casi in cui una persona sperimenta forme di comportamento che non sente come proprie, che non condivide con la sua parte adulta, ma che tuttavia è costretta a compiere, come nel classico rituale ossessivo «ho chiuso o no il rubinetto del gas?», oppure nelle fobie.

Senza entrare nei dettagli tecnici dell'ipotesi esplicativa proposta da Berne, basta sottolineare che nelle situazioni patologiche una porzione dell'energia è vista come a disposizione dell'io Adulto, mentre un'altra porzione è congelata nel Bambino o nel Genitore, rendendo così comprensibile la contraddizione tra il «vero sé» e quel che la persona si trova costretta a fare.

La teoria energetica permette anche di descrivere meglio la logica degli interventi del terapeuta, che mirano a consentire il fluire dell'energia dagli stati arcaici a quelli della «neopsiche».

Contaminazione ed esclusione

Il modello degli stati dell'io permette anche di mettere a

fuoco e descrivere alcune forme di patologia. Si tratta di situazioni che, a livello pesante, interessano la clinica, mentre a un grado più leggero sono frequenti nella vita quotidiana.

Due parole anzitutto sulla *contaminazione*. Sappiamo che la funzione dell'Adulto è esaminare la realtà, tener conto dei dati, formulare analisi e valutazioni. Ma i messaggi del Genitore, autorevoli proprio in quanto tali, possono deviare la correttezza dell'analisi. E poi c'è il punto di vista del Bambino, forte per l'energia di cui è normalmente investito questo stato dell'io, che può essere più potente dell'obiettività dell'Adulto. Giudizi di questo tipo possono provenire dall'area del pregiudizio genitoriale o dell'illusione infantile, ed essere scambiati da chi li pronuncia per corrette valutazioni della realtà. Così lo studente può pensare di preparare in un mese un esame che ne richiede due, mentre l'ipercritico considererà realistiche le sue interpretazioni costantemente negative del comportamento degli altri (figura 2a).

L'*area del pregiudizio* o *dell'illusione* rappresenta appunto una porzione dell'Adulto che è invasa, rispettivamente, dal Genitore o dal Bambino. Il lavoro di decontaminazione consisterà anzitutto nel promuovere la consapevolezza di ciò che è del Bambino, o del Genitore, e quindi nel ridare all'Adulto ciò che gli appartiene.

L'altra patologia importante è l'*esclusione*. Si può parlare di uno stato dell'io esclusore, quando viene costantemente e monotonamente impiegato un solo stato dell'io, perché la persona ha sperimentato, un po' in realtà e un po' in fantasia, che le altre parti di sé sono troppo pericolose. Così certi psicotici che si sono in qualche modo assestati o «compensati» mostrano un comportamento rigidamente genitoriale. Così certe persone sanno solo intellettualizzare (magari con elevate prestazioni) mentre non sono capaci di proteggere un altro o di esprimere un sentimento. Si tratta in ogni caso di patologie fortemente limitanti.

Oppure possiamo trovarci di fronte a uno stato dell'io escluso, mentre la persona si muove abbastanza bene con gli altri. Nella nostra cultura è forse più frequente incontrare persone che escludono il Bambino e che si trovano molto bloccate di fronte a intuizione e sentimenti. Una bella immagine letteraria che li rappresenta è il Cavaliere Inesistente di Italo Calvino, una pura armatura di cavaliere feudale, piena di alte idealità e di elevati pensieri.

La persona che esclude il Genitore è più pericolosa: può essere un sociopatico, che agisce solo in forza dei suoi bisogni e dei piani che il suo Adulto gli propone per realizzarli.

Infine, l'esclusione dell'Adulto, quando non sia una situazione transitoria, come l'effetto di un'ubriacatura, non può che coincidere con la follia (figura 2b).

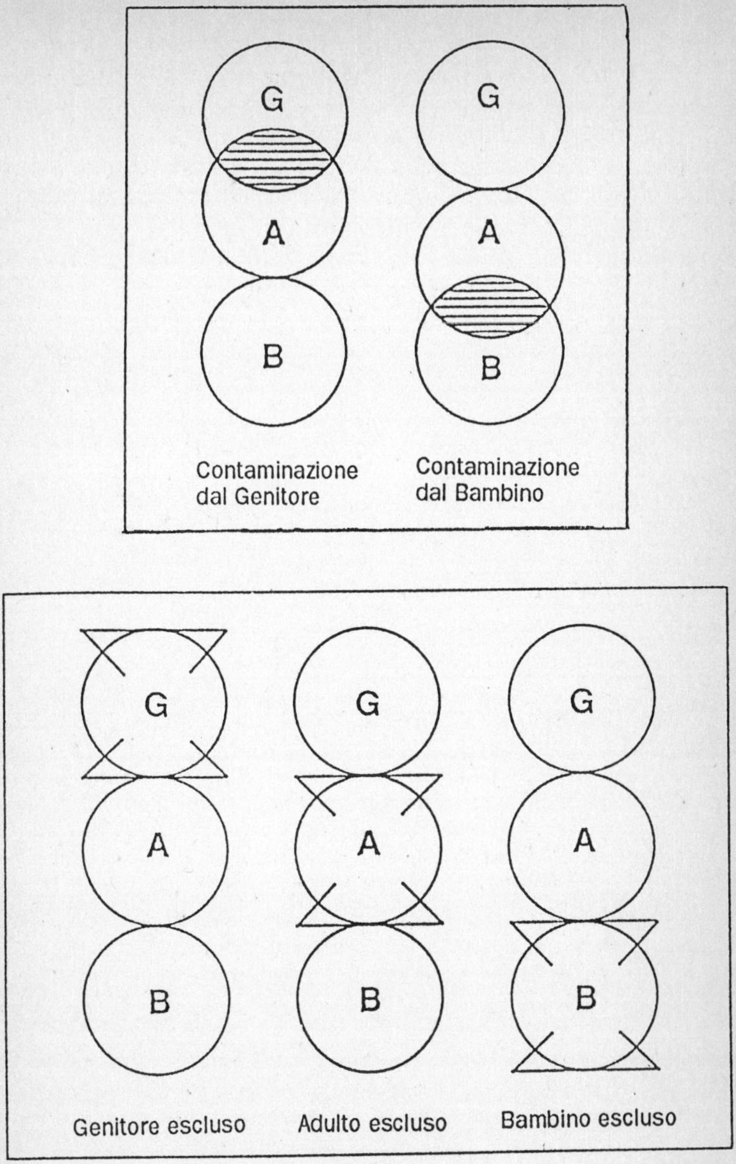

Fig. 2 – a) Contaminazione
b) Esclusione.

Capitolo 2

IL PROCESSO COMUNICATIVO

LE TRANSAZIONI

La teoria sinora esposta non giustificherebbe il nome di L'Analisi Transazionale. Dobbiamo ora occuparci più da vicino del modo in cui Berne ha organizzato le sue osservazioni su ciò che avviene quando due persone comunicano tra loro.

Sappiamo che la comunicazione è uno scambio, in cui si prende e si dà. Sappiamo che ogni comunicazione che arriva alla sua meta è un passaggio di energia psichica e mette in moto energia nella persona che la riceve. Non soltanto informazione, quindi, osservava Berne occupandosi della differenza tra comunicazione umana e passaggio di dati tra macchine. Sappiamo anche che è possibile cogliere nelle persone non solo la presenza dell'Adulto, ma pure quella del Bambino e del Genitore.

Basta mettere assieme questi elementi per arrivare alla concezione della comunicazione come scambio tra gli stati dell'io in cui ciascuno cerca di stabilire un contatto con un preciso stato dell'io dell'altro, e può accettare o rifiutare il contatto con lo stato dell'io che l'altro gli propone.

La transazione viene definita *unità minima di comunicazione*, unità composta almeno da un messaggio in andata e uno in ritorno, ovvero da uno stimolo e da una risposta, come dice Berne prendendo in prestito i termini dalla psicologia comportamentista.

È vero che il processo comunicativo è in realtà un fluire di transazioni, dove è praticamente impossibile dire quale sia il primo messaggio, e quindi quale lo stimolo e quale la risposta. Possiamo però mettere a fuoco un momento particolare di questo processo, e vedere che cosa succede in quel momento.

Succede appunto un contatto tra gli stati dell'io delle due persone, che può avvenire secondo tre modalità.

Anzitutto, le persone possono trovarsi, di fatto, d'accordo nel comunicare con gli stessi stati dell'io, o con quelli corrispondenti. Per esempio: possono mettere in rapporto l'Adulto con l'Adulto, scambiandosi informazioni o lavorando insieme alla soluzione di un problema (figura 3a). Oppure una persona può rivolgere una richiesta di aiuto a un'altra, e quindi cercare, col proprio Bambino, un Genitore protettivo, per ottenere quell'aiuto che cercava. O, reciprocamente, può esprimere un comando severo e cercare la sottomissione di uno stato dell'io Bambino (figura 3b). In questi casi il processo della comunicazione è fluente, e potrebbe, di per sé, non arrestarsi mai. Naturalmente si arresta a un dato momento, ma per motivi esterni: le persone hanno esaurito l'argomento, o decidono di occuparsi d'altro. Le transazioni di questo tipo vengono di solito chiamate *transazioni complementari.*

Negli esempi che abbiamo portato, abbiamo scelto transazioni Adulto-Adulto (abbreviando: A-A), Bambino-Genitore (B-G), Genitore-Bambino (G-B). Non sono le uniche. Se si tiene a mente il disegno degli stati dell'io, si noterà che sono posibili anche transazioni dal G. all'A. e viceversa, dal B. all'A. e viceversa. Inoltre, ricordando la classificazione funzionale degli stati dell'io, la descrizione delle transazioni diventerà più complessa: infatti, si può parlare dal GN al BA, o dal GA al BN, ecc.

All'atto pratico, penso che le transazioni più frequenti siano appunto quelle di cui abbiamo dato un esempio: Adulto-Adulto, Genitore-Bambino, Bambino-Genitore. La ragione è semplice: se ci si mette su un piano di esame della realtà, si cerca naturalmente la collaborazione di un altro Adulto; se ci si trova in uno stato d'animo Bambino, si tenderà naturalmente a cercare un Genitore; se siamo in una posizione di Genitore, facilmente (non necessariamente) si vedrà chi ci sta di fronte in una posizione Bambina.

Questi due tipi di transazioni complementari evidenziano una diversa caratteristica: le prime sono paritetiche (usando lo stesso stato dell'io, le persone si collocano anche sullo stesso piano); le seconde sono asimmetriche (una persona si colloca «più in alto» dell'altra).

Quest'osservazione ci permette di mettere in luce un'analo-

a)
b)

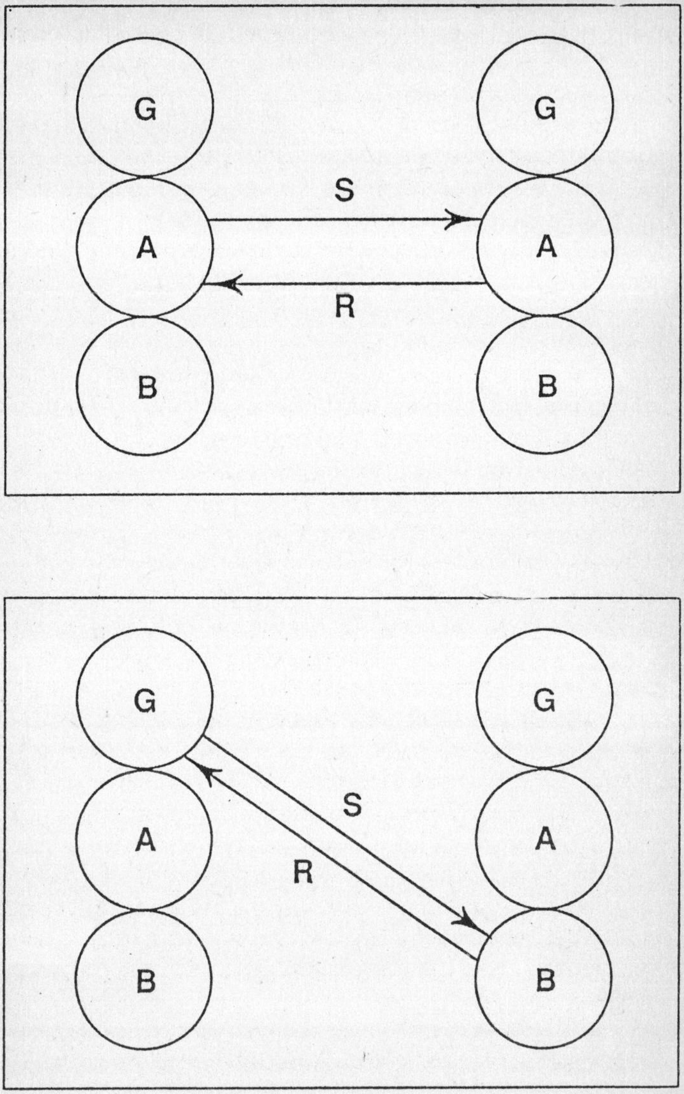

Fig. 3 – Transazioni complementari.
a) Adulto-Adulto.
b) Genitore-Bambino, Bambino-Genitore.

gia tra il modello transazionale e quello proposto dalla *Pragmatica della comunicazione umana*, quando vi si afferma che le comunicazioni tra le persone rientrano inevitabilmente in uno dei due modi: o sono complementari (uno si colloca più in alto, l'altro più in basso), o sono simmetriche (le due persone si collocano su di un piano di parità). Si badi, per evitare confusione, che il termine «complementare» assume nella pragmatica un significato diverso da quello che ha nell'analisi transazionale!

Ma proseguiamo lo studio delle transazioni. Vi sono altri casi in cui chi risponde usa uno stato dell'io diverso da quello che l'altro si aspettava. È il caso delle risposte brusche e irritate, ovvero giudicanti, a chi chiedeva un'informazione. O della pura informazione rivolta a chi chiedeva un aiuto. Si tratta allora di una *transazione incrociata*. Dopo una transazione di questo tipo, è inevitabile che qualcosa cambi nella comunicazione: o si interrompe, o si cambiano gli stati dell'io. Chi era nell'Adulto, si arrabbierà anche lui ed entrerà a sua volta nel Genitore o nel Bambino; oppure, rimanendo nell'Adulto, porterà gradualmente anche l'altro nello stesso stato dell'io (vedi figura 4a). Prese in sé, le transazioni incrociate esprimono un'incomprensione, o l'inizio di un litigio. Ovvero, usate consapevolmente, rappresentano un modo per interrompere una comunicazione sgradita.

Infine, ci sono delle transazioni in cui i segnali non verbali manifestano qualche incongruenza rispetto al contenuto delle parole. In linea di massima, quest'ultimo costituisce ciò che è socialmente accettabile, ovvero ciò che la persona ritiene auspicabile e si ripromette di esprimere. Ma in realtà, non tutta la persona è su questa linea: una parte della sua energia va in altre direzioni, e lo manifesta con quei segnali affidati al corpo, o al tono della voce, che sono meno soggetti al controllo volontario; e proprio quest'aspetto del messaggio è il più significativo dal punto di vista della relazione. Berne chiama queste transazioni col nome di *ulteriori*, e le traduce in diagramma parlando di due livelli, uno «sociale» e uno «psicologico». Gli esempi che più frequentemente si portano presentano dei vettori «sociali» dall'Adulto all'Adulto, e una comunicazione psicologica a diverso livello, per esempio dal Bambino al Bambino o dal Genitore al Bambino (vedi figura 4b). Si può affermare come una costante che ciò che verrà dopo una o più transazioni ulteriori – cioè il seguito della comunicazione – dipende non dal livello sociale,

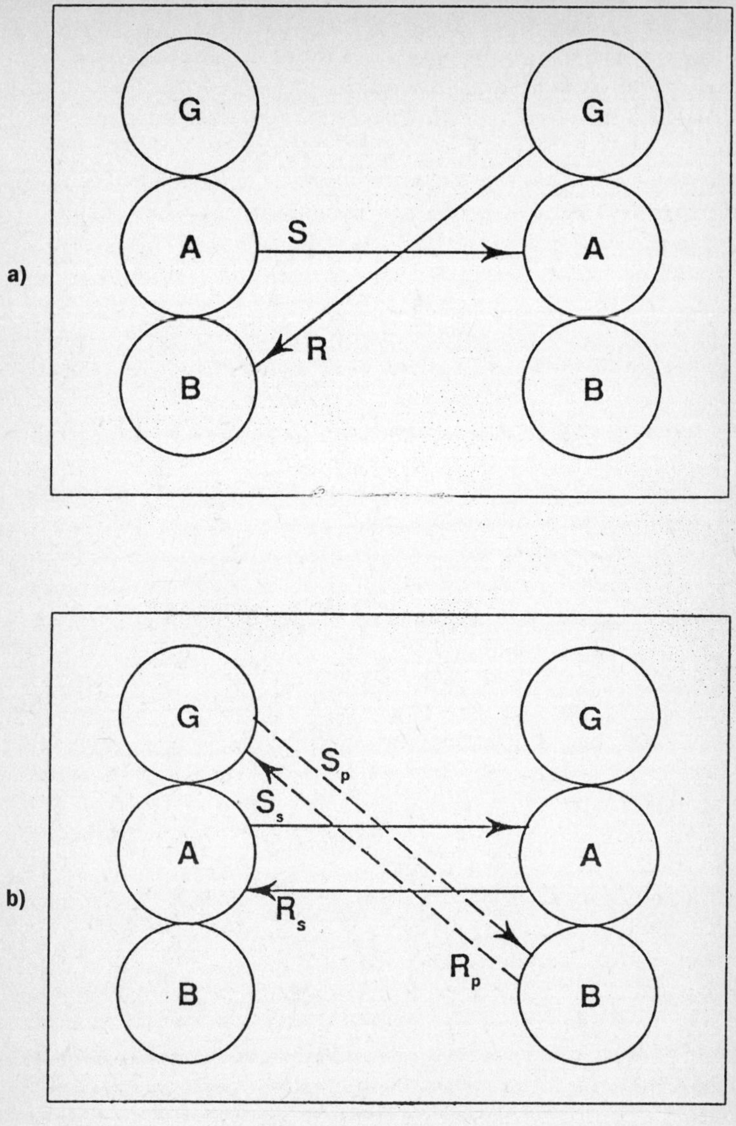

Fig. 4 – a) Transazione incrociata A-A, G-B.
b) Transazione ulteriore: livello sociale A-A, A-A; livello psicologico G-B, B-G.

ma da quello psicologico.

Quest'affermazione è importante per la comprensione dei «giochi psicologici» che sono appunto, come si vedrà meglio più avanti, delle serie di transazioni dove un Adulto apparente maschera un diverso stato dell'io, Bambino o Genitore.

Quale uso possiamo fare di questa parte della teoria berniana? Fare attenzione al tipo di transazioni che più frequentemente una persona esprime ci dice sicuramente molto sulla sua personalità, cioè sugli stati dell'io che usa e su quelli che non si permette di usare. Il capitolo sulle transazioni è in fondo, dunque, un capitolo introduttivo agli stati dell'io. E, d'altra parte, come fare la diagnosi comportamentale e sociale, di cui si parlava, se non studiando il modo in cui una persona comunica?

Per altro verso, la singola transazione presa in se stessa è un frammento estrapolato da un processo comunicativo che è più lungo e complesso. Di rado, nel parlare con un altro, ci limitiamo allo stimolo-risposta della transazione. Perciò la transazione non rappresenta che lo strumento di base per analizzare fasi comunicative più ricche di informazioni, come appunto i giochi e le situazioni relazionali che in un modo o nell'altro le assomigliano.

LE CAREZZE

La teoria delle transazioni dice tutto sul rapporto comunicativo?

Lo scambio in cui consiste la relazione tra le persone può essere visto da un'altra e fondamentale angolatura. Incontrare casualmente un amico per la strada e scambiare con lui un semplice «ciao» non è un fatto irrilevante. Qualcosa è cambiato: potremmo dire che c'è più energia in noi, e, presumibilmente, nell'altro. Che cosa è avvenuto?

Possiamo fare un'analisi a due livelli. Anzitutto, al piano più elementare, i nostri sensi sono stati stimolati: gli occhi, l'udito, magari il tatto con la stretta di mano. A un livello più complesso, il saluto è un riconoscimento: io riconosco l'altro come amico, come persona per me significativa, non anonima, e l'altro fa lo stesso con me. E ciò è carico di valore sul piano affettivo.

La riflessione teorica che segue, sulle orme di Berne e della successiva letteratura transazionale, intende rendere ragione di ciò che avviene nel contatto umano, a partire dal caso più semplice del saluto fino alle forme più complesse di interazione.

Come dice un passaggio lapidario di *Analisi Transazionale e psicoterapia*, «la capacità della psiche umana di conservare stati dell'io coerenti sembra dipendere dal flusso mutevole degli stimoli sensori» (Berne, 1961, p. 72). In altre parole, la nostra psiche ha bisogno, per mantenersi attiva e unitaria nella sua complessità, di un'adeguata ricchezza di stimoli: che sono poi, per l'organismo umano, contatti col mondo attraverso gli organi di senso.

Questa semplice affermazione ha solide prove nell'esperienza. Per esempio, è noto l'effetto destabilizzante dell'isolamento carcerario, che sottopone una persona a una forte deprivazione sensoriale: come si sa, l'isolamento è uno degli strumenti per ottenere che chi non intendeva «confessare» confessi.

Ma i risultati più precisi e sconvolgenti sono quelli di una ricerca compiuta da uno psicologo svizzero, René Spitz, su neonati allevati in brefotrofi, dove i bambini potevano fruire solo di scarsi contatti con gli adulti che li accudivano. Spitz ha potuto dimostrare che questa situazione di deprivazione sensoriale aveva pesanti effetti non solo perché rallentava la crescita psicologica dei bambini, ma anche perché li rendeva più vulnerabili sul piano fisico rispetto ai loro coetanei più fortunati, rendendoli soggetti a un più elevato tasso di mortalità.

Su questa base è possibile parlare, in senso non metaforico, di *fame di stimoli* come di un bisogno basilare dell'individuo umano. Di qualsiasi stimolo, indifferentemente? Le esperienze di Spitz stanno già a indicare che la nostra più profonda fame cerca gli stimoli che solo un'altra persona umana può dare. La prima esperienza che sazia la fame di stimoli è l'intimità fisica con la madre. Il bambino che cresce diventando uomo mantiene un desiderio profondo dell'intimità fisica, ma apprende contemporaneamente a esserne più indipendente e a trasformarlo in altro.

Berne chiama questa trasformazione a volte *compromesso*, a volta *sublimazione*. Si è tentati di pensare che nel suo discorso si alternino l'eredità della psicoanalisi e il desiderio della massima semplicità. Comunque sia, il risultato di questo processo è la sostituzione del contatto simbolico a quello fisico; e «simbolico» indica tutto ciò che passa per il veicolo del linguaggio umano, come pure tutti i segni e messaggi sociali che sottolineano il ruolo e il valore di una persona.

La fame di stimoli diventa così *fame di riconoscimenti*. Il termine che comprende l'oggetto dell'una e dell'altra fame è rimasto indicato, nel colloquiale linguaggio dell'A.T., con la parola *stroke*, praticamente intraducibile, in quanto significa alla lettera «colpo, colpetto», in entrambe le valenze, come carezza e come ruvido contatto. Le versioni italiane hanno consacrato il termine *carezza*, sottolineandone dunque l'aspetto positivo e affettivo. Componente affettiva che è evidentemente forte in tutto quel che si è detto su questa «fame», ma che stranamente Berne non mette in evidenza, nel descrivere il passaggio dal fisico al simbolico. Allievi e amici di Berne, come C. Steiner, si occuperanno adeguatamente di questo aspetto.

Il doppio significato della parola *stroke* serve comunque a mettere in luce componenti importanti di questo bisogno e di come viene agito nelle relazioni sociali. Nel contatto tra persone, si può dire che il minimo livello di carezza rappresenta, per chi la riceve, il percepire che l'altro si è accorto di noi. La deprivazione sensoriale, per i bambini di Spitz come per gli adulti, è un deserto in cui nessuno si accorge della nostra esistenza. Da questo punto di vista ogni messaggio che gli altri ci mandano, anche se sgradevole nel contenuto, rappresenta un segnale di grande valore: sul piano sensoriale come risposta al bisogno di stimoli, sul piano affettivo come indicazione che per gli altri noi esistiamo.

La letteratura transazionale si è impegnata a sviluppare la riflessione sulle carezze, dandone anzitutto una classificazione di notevole interesse pratico.

È chiaro, per prima cosa, che le carezze possono essere fisiche o verbali: e che le prime, più vicine alla nostra originaria fame, hanno un maggior impatto sullo stato dell'io Bambino.

È anche utile distinguere tra carezze *condizionate* e *incondizionate*. Le prime si rivolgono a ciò che una persona fa o ha: apprezzamenti o critiche per il lavoro, le attività, i beni posseduti. Le seconde si rivolgono alla persona in se stessa. «Tu sei un amico», «sei veramente in gamba» o anche – ed è il culmine nell'area delle carezze – «ti voglio bene», «ti amo». Non c'è bisogno di molte parole per sottolineare quale di questi due tipi di carezze ha più valore per chi lo riceve.

Sappiamo poi per esperienza che le carezze che riceviamo tanto più valgono quanto più le sentiamo sincere. Ci sono anche delle carezze costruite, che sanno di falso: le si usa chiamare carezze «di plastica».

Accennavamo già alla distinzione tra *carezze positive* e *negative*: distinzione intuitiva, che diventa però problematica se la analizziamo con più attenzione. Possiamo chiederci: positive o negative per chi? Per chi le dà, è la risposta più immediata: una carezza positiva si rivolge a un aspetto dell'altro che appare a noi come tale: simpatia, intelligenza, bravura, e così via; negativa è la carezza che è indirizzata a un difetto, a una scorrettezza, a qualcosa che non accettiamo. Ma il problema è che ogni carezza è una comunicazione, e nella comunicazione non è detto che il messaggio venga accolto dal ricevente nel significato che l'emittente voleva dargli: una carezza positiva per chi la dà può non essere accolta come tale da chi la riceve. Questa considerazione porta qualcuno, come I. Stewart e V. Joines, a scegliere il punto di vista del destinatario, e a definire carezza positiva quella percepita come gradevole da chi la riceve.

Questa prospettiva può non soddisfare, in quanto lascia troppo in ombra sia chi manda il messaggio-carezza sia il contenuto del messaggio. È chiaro che questa discussione rimanda al modo in cui le carezze vengono ricevute e interpretate: cioè a quello che è stato chiamato il *filtro delle carezze*. Infatti un messaggio positivo può essere letto in una prospettiva che lo svuota in base al modo in cui vediamo noi stessi e gli altri: «buono il tuo lavoro» o «mi piace il tuo vestito» possono essere visti come complimenti d'obbligo e quindi senza valore. Un'idea negativa di sé può essere così radicata da rendere inefficace qualsiasi carezza positiva.

Rimanendo pure, per semplicità, nell'ottica di chi sperimenta la carezza, il tema del positivo e del negativo è comunque di grande importanza. Sembrerebbe infatti che la costante dell'esperienza umana debba essere la ricerca di carezze positive. Eppure così non risulta: situazioni relazionali negative, comunicazioni ripetitive e insoddisfacenti sembrano esprimere una ricerca di carezze negative. La spiegazione che se ne può portare poggia sul bisogno assoluto di carezze per l'essere umano, e sul fatto che, specialmente nella situazione del bambino, le carezze positive non sempre sono accessibili, almeno nella misura desiderata. In una situazione di vuoto, meglio una carezza negativa che nessuna carezza. Possiamo ipotizzare che uno schema comportamentale di questo tipo, orientato a provocare l'ambiente per averne in risposta carezze negative, si strutturi nell'età infantile e si trasmetta nell'età adulta.

Di quante e quali carezze abbiamo bisogno? Il bisogno universale si modula poi secondo le strutture personali e le situazioni di vita. Abbiamo già visto che tra l'infanzia e l'età adulta ci sono differenze profonde, legate alla capacità di simbolizzazione e quindi alla maggior autonomia dell'adulto nei confronti delle carezze, in particolare di quelle fisiche.

L'adulto può resistere in una situazione di povertà di stimoli e di riconoscimenti: ma questa è appunto una resistenza che impegna tutte le energie della persona. Sappiamo con quali strategie molti hanno saputo passare attraverso situazioni di prigionia o di isolamento. «Ricordarsi del tempo felice» non sempre è «maggior dolore», come dice Dante: può anche essere la considerazione del valore della propria vita e di quanto abbiamo saputo fare, ed essere quindi nutrimento nei momenti in cui l'esperienza presente offre troppo poco al nostro bisogno di carezze. Qualcuno parla, a questo proposito, di una «banca di carezze» alla quale possiamo attingere nei momenti di crisi economica...

In ogni caso, ci sono forti differenze personali nella misura di carezze che ci sono necessarie per vivere e trovare gusto nella vita. Rimane calzante l'esempio portato da Berne, che pensa da un lato allo scienziato impegnato in una complessa ricerca, cui è sufficiente l'approvazione e la stima testimoniatagli dal maestro, e dall'altro lato all'attore o all'attrice, cui è necessario il quotidiano applauso degli ammiratori.

Riuscire a vivere senza un costante rifornimento di carezze è senz'altro segno di forza e di autonomia. Ma non c'è anche, nelle nostre comuni relazioni sociali, una povertà di carezze che non ha ragioni naturali ma culturali? Questa cultura, visto che ci priva di un valore così importante, non potrebbe essere sottoposta a critica? È proprio in questo senso che Steiner parla di una *economia delle carezze*, individuandola in alcuni comandamenti negativi sottintesi nelle abitudini della nostra società, quali la povertà di segnali affettivi e di espressione dei sentimenti, l'obbligo di schermirsi quando si è lodati, l'insincerità nelle relazioni interpersonali. «Non dare carezze agli altri; non rifiutare carezze indesiderate; non chiedere carezze, pur avendone bisogno; non accettare carezze, anche se le desideri; non dare carezze a te stesso» (Steiner, 1971, pp. 9-15).

L'assurdità che questi comandi assumono appena vengono espressi ha però una sua logica, basata sull'assunto che le carezze siano un bene scarso (e che quindi sia necessario costruirvi sopra un'economia!). Che le carezze siano un bene scarso e da risparmiare non è vero, ma serve, in quanto il controllo delle carezze rappresenta un grande strumento di potere. Le carezze positive che i genitori danno ai figli saranno particolarmente importanti se poche sono le carezze disponibili; e daranno quindi molto potere ai genitori. Non solo ai genitori, naturalmente, ma a chiunque incarna un'autorità, che segue la stessa logica con le carezze di cui dispone.

La filosofia dell'Analisi Transazionale, nella visione di Steiner, è evidentemente opposta: dare carezze agli altri, come e quanto lo si desidera; dare carezze a se stessi; chiedere le carezze di cui si ha bisogno; accettarle quando ci sono gradite, rifiutarle quando non lo sono. Questa prospettiva, nel contesto che abbiamo descritto, appare non solo come un personale cammino di felicità, ma anche come una critica sociale.

DALLA FAME DI CAREZZE ALLA STRUTTURAZIONE DEL TEMPO

Mettendo a fuoco la «fame di carezze» Berne ha inteso impostare un discorso su un bisogno fondamentale che, attraverso sviluppi e articolazioni, permetta di rendere ragione del comportamento umano. Abbiamo già visto uno sviluppo interno a questa fame, che porta da un *bisogno di stimolazione*, ancora fortemente fisiologico, al *bisogno di riconoscimento*, che mette in moto una dimensione interpersonale.

Una seconda articolazione porta dal bisogno di carezze al *bisogno di strutturare il tempo*. Infatti, la capacità di anticipare il futuro porta alla domanda: «Come posso garantirmi un tempo adeguatamente rifornito di carezze?» Un tempo non strutturato mi si presenta come il fantasma di un vuoto di carezze. Da qui la scelta, che gli uomini hanno fatto e fanno, di organizzare socialmente il proprio tempo. Diciamo socialmente perché la descrizione che Berne fa dei modi di strutturare il tempo è fedele alla impostazione generale del suo lavoro: è impostata cioè nell'ottica transazionale, ossia della relazione tra il singolo e gli altri. L'organizzazione del proprio tempo che Robinson Crosue fa nella sua isola deserta, proprio per non soccombere all'angoscia di un tempo vuoto vissuto nella solitudine, è un'altra cosa rispetto alla classificazione berniana, perché Robinson non sceglie, è obbligato a essere solo.

Diversa è l'opzione di chi, potendo entrare in contatto con gli altri, sceglie di restare solo con se stesso (e questo, l'*isolamento*, è appunto il primo modo di strutturare il tempo). Chi sceglie l'isolamento è forzato a cercare le carezze dentro se stesso, e inevitabilmente lo farà con un lavoro di fantasia, dato che senza stimolazioni non si può stare, a meno di non abbandonarsi al sonno. È facile che le carezze cercate siano negative, come avviene quando l'isolamento è attuato pur nella presenza immediata di altri (come, per esempio, fa la persona che si chiude in se stessa in un gruppo di terapia, o in un'altra situazione sociale come un pranzo o una festa). Diverso è il caso quando l'isolamento è cercato per un bisogno reale e positivo di stare con se stessi (e in questo caso saranno positive anche le carezze cercate e ottenute).

La prima forma di contatto con gli altri è rappresentata dai *rituali*. Li conosciamo tutti: i rituali di saluto, i rituali di presentazione, le cerimonie ufficiali o i riti religiosi, con le loro modalità di relazione rigidamente determinate. I rituali, dice Berne, sono *socialmente programmati*: l'individuo non ha praticamente altro da fare che seguire le regole che la società ha costruito e che lui stesso ha assimilato. Nulla di imprevisto, quindi, ma anche ben poco quanto a carezze che attendiamo dalla relazione con gli altri.

Un passo più in là è rappresentato dai *passatempi*: sono quelle forme di comunicazione che, in situazioni meno rigide, si usano per impegnare il tempo insieme con altri. Non ci si attende dei risultati relativamente a ciò di cui si parla; piuttosto, si ottiene di sondare i gusti e le caratteristiche personali degli altri, senza troppo impegno da parte di nessuno. È facile ricordare situazioni di questo tipo: si può parlare di vacanze, di sport, di cucina e di ristoranti, magari anche di politica (ma questo è già più rischioso: e se ci si imbatte in qualcuno che appartiene all'opposta sponda e ne nasce una discussione?). Ciò che degli altri si coglie attraverso questa forma di contatto serve a scegliere quelli con cui proseguire verso più impegnative forme di scambio di carezze. Si può dire che nei passatempi la programmazione è in buona parte sociale (è in fondo la società, o il segmento di società in cui viviamo, a fissare il menù da cui pescare gli argomenti adatti), ma in parte anche personale (c'è una componente personale non indifferente nel modo in cui si interviene e ci si muove tra gli argomenti accettati).

Il nostro stare con gli altri può anche essere motivato dal bisogno di agire sulla realtà, di ottenere dei risultati: è quel che si chiama *attività*. Rientra qui il tempo strutturato per lavorare con gli altri, e sappiamo tutti quanto sia importante. Rientrano qui anche gli impegni non strettamente lavorativi, ma da cui ci si attende un preciso risultato. Così, per esempio, in un gruppo di terapia è attività l'impegnarsi davvero, nel dialogo con gli altri, per il proprio cambiamento personale. Ma sicuramente a questo livello di attività non si arriva se non dopo qualche tempo trascorso in rituali e passatempi.

Anche nell'attività l'individuo si inserisce, con le proprie opzioni, all'interno di una struttura socialmente programmata. Per questo il lavoro, per quanto possa essere a volte noioso o pesante, protegge dalle difficoltà e dalle incertezze di una gestione del tempo che si basi solo sulla propria scelta.

E al di là dei passatempi e dell'attività? Al di là si apre lo spazio per una gestione totalmente personale della propria relazione con gli altri, che potrà avviarsi nella forma dei *giochi* o in quella dell'*intimità*. Dei giochi psicologici parleremo tra poco: come vedremo, essi sono sicuramente una fonte di carezze intense, ma essenzialmente negative, e già con questo si presentano come un'inconsapevole riposta al fallimento nella ricerca dell'intimità.

Di quest'ultima val la pena di parlare, anche se in realtà di descrizioni non ne troviamo molte. Anzi, la prima definizione che ne leggiamo è tratteggiata in linguaggio negativo: è intimità ogni rapporto tra due persone che sia libero da giochi e da manovre di potere. Ma che cosa si può mettere al posto dei giochi e del potere? Lo scambio delle carezze, tanto più ricco quanto più a comunicare sono i Bambini, con la presenza dell'Adulto che sa quello che fa e del Genitore che approva.

Lo schema dei sei modi di strutturare il tempo è un'utile traccia per verificare come noi usiamo il nostro tempo, quale spazio diamo alle nostre fonti di carezze, e se non ci siano per caso delle sproporzioni o dei vuoti.

I GIOCHI PSICOLOGICI

Attrezzati con la teoria delle transazioni e delle carezze, siamo ora in grado di impegnarci nell'analisi dei giochi psicologici.

L'esperienza dei gruppi di terapia ha attirato l'attenzione di Berne su alcune situazioni comunicative per lo meno singolari. Il loro ripetersi, il mettere in scena emozioni generalmente sgradevoli o francamente dolorose, l'importanza assunta per le persone che vi erano coinvolte, la sensazione che vi fosse chi vinceva e chi perdeva, devono aver fatto balenare a Berne l'analogia con i giochi, nel senso dei giochi di carte o dei giochi d'azzardo. D'altra parte, in queste sequenze di transazioni apparivano delle costanti, delle regole: proprio come nei giochi.

La storia che segue, di una donna chiamata Hyacinth e della sua festa di compleanno, è l'esempio divertente di un «gioco» che si ripete spesso nei gruppi di terapia, e non soltanto lì.

> Hyacinth riferì della delusione e del risentimento che aveva provato quando un suo amico aveva dato una festa di compleanno che lei stessa aveva progettato di dare. Camellia chiese: «Perché non ne dai un'altra in seguito?». Al che Hyacinth rispose: «Sì, ma allora non sarebbe una festa di compleanno». Gli altri membri del gruppo cominciarono quindi a dare saggi suggerimenti, ciascuno iniziando con: «Perché non...», e a ciascuno di loro Hyacinth diede una risposta che cominciava con: «Sì, ma...» (Berne, 1957, p. 146).

L'esempio illustra la definizione di gioco, che Berne presenta nella stessa pagina: «Una serie ricorrente di transazioni, spesso ripetitive, apparentemente razionali ma con una motivazione nascosta, oppure, più correntemente, una serie di operazioni con un "trucco"». La motivazione nascosta appare alla fine come il desiderio di confondere tutte quelle figure genitoriali e soccorrevoli che lo stesso racconto di Hyacinth aveva messo in moto. Il racconto e le transazioni che ne seguono risultano così avere un doppio livello: uno immediato e uno nascosto, uno apparentemente realistico e razionale, e uno più profondo e più carico di energia. Questo livello e questa motivazione nascosta guidano l'andamento della comunicazione, anche se sfuggono, per lo più, alla consapevolezza degli interlocutori.

La scoperta dei giochi e la loro analisi ha costituito un punto centrale della ricerca di Berne. A partire da questo saggio, che è del '57, fino all'ultima opera, *Ciao!... E poi?*, che è del '70, in tutti i testi di Berne c'è un ritorno al tema dei giochi, con qualche approfondimento e qualche nuova messa a punto. Qui forse più che altrove si è espressa la sua straordinaria capacità di raccogliere sotto un unico modello, sufficientemente semplice ed essenziale, una grande varietà di situazioni comunicative. Aggiungiamo il gusto nell'individuare e descrivere le mille piccole – e meno piccole – stranezze delle relazioni quotidiane, e non ci stupiremo che il testo interamente dedicato ai giochi, *A che gioco giochiamo*, sia stato un best seller e abbia fatto decollare il successo dell'Analisi Transazionale.

Seguiremo i passaggi più importanti di questo processo di ricerca. Vale la pena anzitutto di tornare su quella che si è vista come la motivazione segreta. In *A che gioco giochiamo* Berne individua una serie di *vantaggi* che il giocatore ricava, e li distingue in due coppie: quelli psicologici, interni ed esterni, e quelli sociali, anch'essi interni ed esterni. I primi riguardano gli effetti del gioco sull'equilibrio dell'energia psichica della persona, nonché l'evitamento di situazioni temute; i secondi interessano il modo in cui il gioco, narrato, permette di organizzare il tempo nella cerchia sociale del giocatore. È uno schema all'interno del quale si incontrano anche annotazioni di grande acume e utilità, ma che risulta in sé piuttosto macchinoso. La stesura di *Ciao!... E poi?* opera una notevole semplificazione, parlando semplicemente di «tornaconto» del gioco e identificandolo con una «ricompensa psicologica» (Berne, 1971, p. 29).

Questo passaggio è comprensibile solo tornando a uno dei grandi temi transazionali, quello delle carezze. Abbiamo già visto l'importanza centrale che le carezze hanno nell'equilibrio della vita di ciascuno.

La crescita del bambino si può descrivere come la sperimentazione e l'apprendimento di strategie per ottenere carezze. Ma le carezze positive, cioè gradevoli, non sempre si ottengono facilmente; spesso una carezza ruvida è più a portata di mano, o addirittura è l'unica disponibile. Da qui l'apprendimento dei giochi come via, apparentemente complicata ma spesso più accessibile di quella diretta, per avere carezze. Inoltre, con quello che dicono e quello che fanno, i genitori insegnano ai figli i giochi cui sono abituati.

Tornando al gioco di Hyacinth, il tornaconto è evidentemente la soddisfazione di confondere i compagni di gruppo mostrandone l'incapacità nel dar consigli. È quindi un certo tipo di carezza che la giocatrice fornisce a se stessa, utilizzando per questo le altre persone. Nello stile colloquiale dell'A.T. questo gioco, frequentemente ripetuto nelle stanze dei terapeuti, prende il nome dalle sue battute più tipiche: «Perché non?... Sì, ma».

I giochi, strategie che si ripetono in quanto ottengono un certo tipo di successo, hanno modo di collaudarsi nelle relazioni stabili nel tempo. Perciò sono tipici delle coppie.

Berne analizza a lungo un tipico gioco coniugale, a cui dà il nome di «Tutta colpa tua». Nella sua forma più nota, è il gioco della moglie che se la prende col marito perché questi, per possessività o autoritarismo, le impedisce di avere contatti sociali, di divertirsi, di andare a ballare. Quando poi la moglie, rendendosi conto che il marito non le impedisce fisicamente di uscire, prova per davvero ad andare a ballare, scopre che sono le sue personali paure a impedirle di farlo.

Prima che questo momento arrivasse, il gioco era inconsapevole, ed aveva una serie di vantaggi: permetteva di non affrontare le proprie paure; di evitare i comportamenti (il ballo) cui le paure erano legate; di legittimare la propria rabbia verso il marito e perfino il proprio rifiuto della sessualità. Anche il marito aveva, naturalmente, la sua parte: offrendo lo spunto, con le sue proibizioni, al gioco della moglie, mascherava la paura di restare solo travestendola con un messaggio di autorità genitoriale. Il dialogo apparente passava tra un Genitore, il marito, e un Bambino, la moglie: il dialogo profondo coinvolgeva due Bambini, entrambi spaventati. In questo caso le carezze che la giocatrice ottiene (esprimere la propria aggressività, lamentarsi dell'essere vittima di un uomo autoritario) coprono l'evitamento di una carezza negativa: il contatto con le proprie paure.

In *A che gioco giochiamo* vengono descritti e analizzati numerosi giochi (non a caso il sottotitolo dice: *Un'antologia di giochi*). Vale la pena qui di citarne alcuni, per mostrare almeno per accenni quanti aspetti della vita quotidiana diventano comprensibili in questa prospettiva.

• «Perché non... Sì, ma» ha, come si è visto, un carattere aggressivo. Stessa conclusione aggressiva, anche più esplicita, caratterizza il «Ti ho beccato». È il gioco di chi, nella vita professionale o anche in quella affettiva, organizza le cose in un modo che sembra sottolineare un disinteressato amore per la correttezza e la precisione: in realtà l'errore dell'altro, che prima o poi inevitabilmente arriva, viene accolto con un senso di trionfo che rivela il senso profondo di tanta correttezza (cioè la ricerca di carezze interne legate alla conferma di essere l'unico giusto, e di carezze esterne legate alla posizione di superiorità evidenziata dall'errore dell'altro). Si intende, è molto difficile che il giocatore di «Ti ho beccato» ammetta che si tratti di un gioco e non... dell'assoluta verità.

• E quando una persona, dopo aver partecipato a una decisione in accordo apparente col collega di lavoro, o col compagno di viaggio o di matrimonio, alla prima difficoltà scarica sull'altro la responsabilità della scelta? Abbiamo qui un ottimo esempio del «Guarda che cosa mi hai fatto fare». Il tornaconto appare in questo caso la liberazione dal peso della co-responsabilità, e insieme la legittimazione dell'attacco contro l'altro.

• Un gioco in cui la valenza aggressiva è tanto mascherata da essere quasi irriconoscibile è il «Goffo pasticcione». È il comportamento di chi, «senza volerlo», fa pasticci che danneggiano l'altro (rovescia il bicchiere di vino sull'elegante tovaglia di chi lo ha invitato a cena, ecc.) e nello stesso tempo fanno fare a lui una figuraccia. Dopo di che il giocatore si profonde in scuse, alle quali il padrone di casa è «obbligato» a rispondere che non importa, si sa, son cose che capitano, si fa presto a mettere la tovaglia in lavatrice. Qual è il tornaconto? Berne dice che sta nel fatto di venire scusato (o addirittura «perdonato», visto che chi muove il gioco è il Bambino). Si può anche dire che il gioco consente di esprimere aggressività in forma socialmente ammessa; si tratta, inoltre, di aggressività verso due persone, verso l'altro ma anche verso di sé: la figuraccia è pur sempre reale!

Infine, il dramma ha la sua catarsi nel perdono.

• Un gioco in cui il tornaconto appare come tutto negativo è il «Prendetemi a calci». Si tratta di quelle situazioni relazionali che una persona gestisce in un modo tale che, per l'osservatore esterno, la conclusione sembra inevitabile, ed è l'insuccesso, il fallimento dell'obiettivo apparentemente perseguito: lo scacco in una relazione affettiva o di lavoro. Qui più che mai, per comprendere il senso del tornaconto, bisogna ricordare il carattere sostitutivo delle carezze negative: ossia, una carezza negativa è meglio che niente, se non ho imparato altro modo per ottenerne. Occorre anche sottolineare l'aspetto inconsapevole del gioco, dato che, forse più che in altri casi, è forte la distanza tra ciò che la persona apparentemente cerca e ciò che in effetti ottiene. Berne dice al riguardo – ma la metafora vale per tutti i giochi – che la gente indossa delle magliette con davanti una scritta (in questo caso: «Non prendetemi a calci!») che è l'esatto contrario di quel che sta scritto sulla schiena, e che emerge più avanti nel corso della relazione (in questo caso, appunto, «Prendetemi a calci»).

Berne ha sostenuto che il gioco psicologico coinvolge almeno due persone, e che le parti si dividono tra chi fa la prima mossa (cioè il Bianco, nel linguaggio degli scacchi), e chi sta o non sta al gioco, facendo comunque la seconda mossa, e dunque il Nero. I giochi appena esposti sono tutti visti dalla parte del Bianco. Spesso, in realtà, si ha l'impressione che la relazione di gioco possa essere studiata dall'una e dall'altra parte in modo altrettanto valido, nel senso che ciascuno dei due fa il «suo» gioco, che si incastra con quello dell'altro.

Chi scrive ha avuto modo di osservare una pesante situazione di gioco tra due coniugi, che giocavano ciascuno in un modo perfettamente complementare all'altro. Il marito rappresentava, dal modo di vestire al modo di parlare e di comportarsi, la persona creativa e disposta al gioco (nel senso buono del termine): salvo che, nel momento in cui venne per consultazione dallo psicoterapeuta, quest'atteggiamento si era rovesciato nel ruolo di chi, offeso e incompreso, stava da una parte a leccarsi le ferite. La moglie rappresentava ciò che si deve fare, la norma: e da questo ruolo giudicava il marito. L'episodio che aveva fatto precipitare la situazione era stato un errato investimento in cui il marito aveva impegnato – e perso – denari non solo suoi, ma anche dei suoceri. Era evidente, da parte di lei, il gioco del «Ti ho beccato»: la pur motivata arrabbiatura restava come un tornaconto continuamente riscosso che avvelenava la vita della coppia. Al tempo stesso, si aveva l'impressione che proprio la soddisfazione del tornaconto fosse un cemento che contribuiva a tenere la coppia in piedi.

Quanto al marito, il suo comportamento si può ascrivere, a seconda di ciò che si desidera sottolineare, al gioco del «Goffo pasticcione» o a quello di «Prendetemi a calci». Le avventatezze nella sua attività mi sembravano come il diapason di una serie di comportamenti, sicuramente più gravi del bicchiere versato sulla tovaglia, che avevano in comune un'intenzione profonda: la richiesta di essere comunque perdonato. Probabilmente questo si era verificato più volte; che nell'ultima occasione il marito avesse passato la misura trasformava il gioco in un «Prendetemi a calci». Si può dire che ciascuno giocasse il suo gioco, avendo però bisogno della personalità dell'altro per poterlo giocare.

I romanzi e i film offrono di quando in quando l'occasione di ottime letture di giochi psicologici; il che rappresenta una buona pietra di paragone della validità del modello, dato che non mi risulta, in genere, che gli autori abbiano approfondito l'Analisi Transazionale. Un bel film di Ettore Scola, *La famiglia*, mostra un episodio che può essere letto come un «Prendetemi a calci» abbastanza complesso e con alcune variazioni. Siamo nell'Italia dei primi anni del dopoguerra. Il protagonista, un professore di lettere che è stato antifascista, invita a cena la cognata con il suo attuale fidanzato, un architetto francese. La cognata è stato un antico amore del padrone di casa, amore fallito perché troppo conflittuale e troppo contraddittori i caratteri dei due. La cognata è un'intellettuale, dedicatasi alla musica; durante il fascismo ha lasciato l'Italia per la Francia. Sua sorella, diventata moglie del professore, è una brava donna di casa, madre di due figli che al momento della vicenda sono adolescenti. Completa il quadro il fratello minore del professore, che ha fatto la guerra e ne è uscito «un po' rintronato» (come dice, durante l'episodio, il fratello maggiore).

La complessità della situazione introduce a comprendere i due livelli: quello profondo, di un senso di sconfitta del protagonista, quello di facciata, che è invece di parità. L'architetto è francese, appartiene a una nazione che ha vinto la guerra; in più, sul piano personale ha vinto nel confronto col protagonista, dato che vive con la donna che l'altro ama ancora. Quando, a un certo punto, introduce un discorso di apprezzamento per la vivacità del clima intellettuale e politico dell' Italia, il padrone di casa l'intende alla rovescia (o piuttosto coglie, al di sotto delle parole, il sottile senso di superiorità del suo ospite?), e polemizza sul modo in cui i francesi interpretano a proprio uso e consumo le vicende italiane. A un certo punto si crea un imbarazzato silenzio, in cui un infelice intervento della moglie, fatto naturalmente a buon fine («Dunque ieri sera siete stati alla Scala a sentire Toscanini?») rilancia la vena polemica del professore. Il punto è che sembra – ed è ancora la moglie a sottolinearlo – che i due affermino le stesse cose, apprezzando ciò che l'Italia sta facendo in quel momento difficile. Ma, ribatte il protagonista, per capire un concetto occorre conoscere il quando, il come, il dove, l'intento profondo di chi parla; e se io per esempio qui a lei le chiedessi... Ma la domanda non viene. Evidentemente l'indignato professore si è spinto troppo in là: la domanda riguardava, così possiamo supporre, non più la politica ma i sentimenti e lì, in qual contesto, non poteva essere fatta. Ma con questo nuovo silenzio il personaggio si è cacciato in una situazione ancora più insostenibile; la rabbia si scarica in un nuovo battibecco con la moglie, a conclusione del quale il nostro uomo si alza da tavola e lascia la stanza.

Gli esempi discussi da Berne, e anche l'ultimo che ci è piaciuto introdurre proprio per la sua complessità, fanno intuire che nei gochi non ci sono solo transazioni e tornaconti, ma ruoli, in cui le persone si cacciano e che sono indispensabili affinché il gioco stia in piedi come tale. Un articolo di S. Karpman, un transazionalista della prima generazione, coglie la somiglianza tra i ruoli assunti nei giochi e i ruoli ricoperti dai personaggi delle fiabe (Karpman, 1968, pp. 39-43).

Nonostante l'infinita varietà delle situazioni, i ruoli sono soltanto tre: il Salvatore, il Persecutore, la Vittima. Chi entra in un gioco vi entra con uno di questi ruoli, ma a un certo punto lo lascia, o è costretto a lasciarlo dall'altro giocatore. Proprio questo scambio di ruoli crea l'inatteso momento di confusione tipico dei giochi. Così nel «Perché non... Sì ma», chi offre consigli si propone nel ruolo del Salvatore, mentre chi si presenta come bisognoso di aiuto sta nel ruolo della Vittima, ma lo rovescia in quello di Persecutore quando proclama l'incapacità degli altri ad aiutarlo; e gli altri, in quanto falliscono come consiglieri e Salvatori, sono cacciati a loro volta nel ruolo di Vittime. In «Prendetemi a calci» chi si presentava come Persecutore – pensiamo al professore del film di Scola – finisce come Vittima. Il gioco coniugale «Tutta colpa tua» descritto da Berne presenta una Vittima, la moglie, e un Persecutore, il marito; ma questa è la facciata: nel profondo la moglie chiede al marito di salvarla dalla sue paure (Vittima verso Salvatore). Quando poi rimprovera il marito per il suo autoritarismo geloso, o lo critica parlandone con altre persone, la Vittima fa il possibile per diventare Persecutore. Alla fine, quando le sue personali paure vengono alla luce, la moglie si trova senza ruolo e senza gioco; da qui la sua angoscia, ma anche la possibilità di muoversi verso un rapporto sincero con sé e con gli altri.

Il «Goffo pasticcione» vede, in azione contro una Vittima, un Persecutore che però desidera soltanto diventare una Vittima accolta da un Salvatore. In «Guarda cosa mi hai fatto fare» chi aveva seguito docilmente la scelta, ponendosi quindi in una posizione di Vittima salvata, si trasforma al momento opportuno in Persecutore. Il giocatore di «Ti ho beccato» appare invece ben attestato nella posizione di Persecutore: si incontra uno scambio di ruoli in una variante della classica descrizione ber-

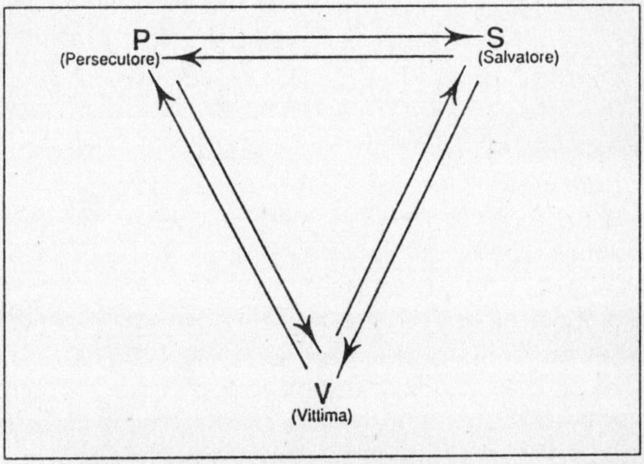

Fig. 5 – Il triangolo drammatico.

niana, quando cioè il «beccatore» si era presentato prima come docile, bisognoso, magari ammiratore dell'altro, di cui poi al momento opportuno scoprirà impietosamente l'errore.

L'analisi di Karpman permette una lettura molto intuitiva dei giochi: i ruoli di Persecutore, Salvatore, Vittima sono molto ben visibili, ancora più degli stati dell'io. Inoltre Karpman, individuando nei giochi un «triangolo drammatico», ne ha proposto un'immagine suggestiva. I tre ruoli, abbreviati in P., S., V., occupano ciascuno un vertice del triangolo: durante il gioco i ruoli vengono scambiati, e lo si può indicare con una freccia sulla figura. Non solo ascoltare il chiarimento del proprio gioco, ma vederne l'immagine grafica aiuta molto, come si sa, ad assimilarne il significato (vedi figura 5).

Si può alla fine notare che il ruolo della Vittima, a prima vista unico, si sdoppia in due posizioni ben diverse: la vittima che guarda a un persecutore, e la vittima che guarda a un salvatore.

Abbiamo accennato in precedenza a un'evoluzione nel pensiero di Berne sui giochi. La definizione già citata, che appartiene a *Intuizione e stati dell'io*, parla di transazioni ricorrenti, ripetitive, apparentemente razionali ma con una motivazione nascosta. In una situazione del genere «il gioco può procedere» perché le transazioni sono complementari a tutti e due i livelli: quello palese, dove appaiono da Adulto ad Adulto, e quello nascosto, dove tra Genitore e Bambino o tra Bambino e Genitore il rapporto è comunque complementare. Allo stesso modo il gioco «Tutta colpa tua» tra moglie e marito può proseguire indefinitamente, finché la moglie non si iscrive davvero a un corso di ballo.

In *Ciao!... E poi?*, invece, Berne condensa la dinamica dei giochi in una formula, chiamandola appunto *Formula G.* Ci troviamo di fronte a un gioco quando la comunicazione tra due persone risponde a questa formula: G + A = R...+ S + X + TC.

G sta per «gancio» e indica la transazione di apertura, quella con cui il Bianco propone all'altro di iniziare il gioco: l'altro «ci sta» in quanto è presente in lui una disponibilità («A» indica appunto, metaforicamente, l'anello a cui il gancio si appende), che lo rende vulnerabile al messaggio ulteriore inviato dal Bianco. Su questa base parte una serie di transazioni («R...» cioè risposte), più o meno lunga, non ha importanza, interrotta a un certo punto dallo Scambio, cioè dal cambiamento degli stati dell'io; ossia, nell'ottica di Karpman, dal cambiamento di ruolo. Segue un momento di confusione («X»), dopodiché ogni giocatore raccoglie il suo tornaconto («TC»).

Secondo questa formula, è essenziale al gioco il brusco cambiamento nella comunicazione, il rovesciarsi delle parti. Le relazioni che comportano una certa stabilità, anche se contengono il «trucco», il doppio livello della comunicazione e l'irrigidimento nei ruoli del Persecutore o del Salvatore, e della Vittima, non sono giochi. E allora che cosa sono? Si tratta evidentemente di situazioni comunicative molto importanti, che meritano tutta l'attenzione e lo studio, anche se sono meno eclatanti dei giochi. Troveremo questa analisi tra i contributi successivi alla conclusione dell'opera di Berne.

Comunque intesi – in senso stretto o in senso più esteso – i giochi psicologici sono una comunicazione malsana, che assorbe energie e tende a perpetuarsi, una volta che se ne sia accettata la logica. La conoscenza dei giochi è anche uno strumento per evitarli, è anche una terapia. Il discorso di Berne è semplice ed essenziale: dato che il gioco tende a un tornaconto, chi intuisce che l'altro sta cercando di tirarlo in un gioco deve rifiutare di concedergli il vantaggio segreto a cui la sua strategia mira. Quindi di fronte a chi gioca a «Perché non... Sì ma» sarà utile evitare di offrire consigli, e piuttosto tacere; di fronte a un «Goffo pasticcione» si potrà fare un intervento apparentemente paradossale: «Versa pure il vino sulla tavola, se vuoi bucala anche con la sigaretta, ma non chiedermi scusa!». Di fronte a un «Ti ho beccato», si potrà riconoscere tranquillamente di non essere perfetti.

Semplice ma non semplicista, la proposta berniana non dimentica che la negazione del tornaconto è fortemente destabilizzante per chi è abituato a giocare. Per cui il risultato non è ovvio, in quanto ci si può attendere dall'altro l'ira o al limite la disperazione. Un'altra indicazione emerge dal constatare che non c'è gioco se il gancio non si appende all'anello. Vale a dire, che non entriamo nel gioco se non in quanto c'è una parte di noi che vi trova, in qualche modo, un interesse. Al di là quindi di un'indicazione che sembra puramente tecnica – non concedere il tornaconto – la liberazione dai giochi sottende un lavoro su se stessi.

È inevitabile che chi lavora sulla malattia o sul disagio proponga anche un'immagine della salute. A che scopo, altrimenti, costruire concetti, e a che scopo lavorare nella terapia? Questo, s'intende, non per costruire l'idea di un sano che giudica i malati, ma per prospettare un cammino a tutti, terapeuta e pazienti, formatori e allievi, tutti un poco «sani» e un poco «malati».

Tutti i concetti importanti dell'A.T. forniscono, come in controluce, l'idea di una organizzazione psicologica «buona» e di una «cattiva». Come dire l'immagine di un tragitto che val la pena di percorrere per un migliore accordo con se stessi e con il mondo. Se ci chiediamo quindi qual è la meta a cui vuol condurre l'Analisi Transazionale, potremmo disegnarla a partire dagli stati dell'io, dai giochi, dal copione.

Partiamo dai primi. Lo stato dell'io Bambino presenta molto spesso, come dice a un certo punto Berne, l'immagine dell'inferno, o magari del purgatorio, che è stata l'infanzia di una persona. In altri termini, è proprio a livello del Bambino che emergono i comportamenti, i modi di pensare, le emozioni che più ci danneggiano nei nostri rapporti col mondo. Eppure è anche il Bambino il luogo in cui si esprime l'aspetto più personale di ciascuno, la sua energia più immediata e più creativa.

L'immagine che ci porta l'Analisi Transazionale è quella della *confusione* del Bambino, confusione legata soprattutto alla convinzione di non poter abbandonare comportamenti appresi nell'infanzia, come se fossero gli unici capaci di dare una qualche risposta ai nostri bisogni. La *deconfusione* è un processo che libera le energie del Bambino, in modo che la personalità complessiva possa acquistarne «fascino, brio, freschezza » (Berne, 1977, p. 125). L'idea della salute è quindi quella di un accordo tra gli stati dell'io, dove il Bambino comprende di poter rinunciare all'ostilità che sinora ha rivolto verso gli altri due, ricevendone in cambio «maggior libertà e protezione».

Questo accordo richiede naturalmente anche un cambiamento del Genitore, a cui si chiede l'abbandono dei messaggi negativi o addirittura distruttivi assimilati dai genitori reali.

Una persona che abbia dato spazio alle risorse di tutti gli stati del proprio io saprà mostrare, da un lato, «la grazia, la spontaneità e l'allegria del bambino sano» e, dall'altro, «la convinzione e la capacità di indignazione tipici del genitore sano» (Berne, 1961, p. 34).

Guardato dal punto di vista dell'Adulto, che resta la parte dell'io capace di un maturo esame di realtà, quest'equilibrio si presenta con l'immagine della *integrazione.* Cioè della capacità di non escludere né mortificare, a favore della capacità raziocinante, le potenzialità dell'immediatezza e della valutazione morale.

I giochi sono una modalità di impostare le relazioni con gli altri che offre alte remunerazioni in termini psicologici ma al contempo avvelena la vita sociale.

Che cosa c'è «oltre ai giochi»? Che cosa occupa lo spazio che una persona è riuscita a liberare dai giochi? C'è la possibilità dell'intimità; già ne abbiamo parlato a proposito della strutturazione del tempo.

Accanto alla parola *intimità* altre due parole descrivono la salute: *consapevolezza* e *spontaneità.* È curioso che della prima, nelle pagine di *A che gioco giochiamo,* non si riesce a trovare una definizione. Ma dalle situazioni che vengono descritte si capisce bene che consapevolezza è guardare la realtà con uno sguardo libero, non disperdere la ricchezza del contatto con le cose. In *Analisi Transazionale e psicoterapia,* parlando dei segnali della guarigione, Berne cita la testimonianza di una donna che racconta, stupita, di essersi sorpresa a pensare, mentre guardava... la lavatrice della sua cucina: «Com'è reale!» Se ricordiamo che le prime riflessioni di Berne partivano dallo sguardo attento rivolto ai soldati che sfilavano di fronte alla sua scrivania di ufficiale medico, possiamo cogliere in questa passione per il vedere l'animo profondo di tutto il suo lavoro.

Accanto alla consapevolezza, la spontaneità: intesa come la possibilità e la libertà di esprimere i sentimenti che proviamo, secondo quella che è la nostra scelta in rapporto alla situazione.

Saper sperimentare queste tre modalità di vita coincide con la parola riassuntiva, che esprime l'obiettivo del lavoro terapeutico: l'*autonomia.* Ne riparleremo a proposito del copione, di cui l'autonomia rappresenta l'antitesi.

Capitolo 3

Il copione

LE PRIME FORMULAZIONI DEL COPIONE

Qualsiasi persona si dedichi a occuparsi degli altri e a studiarne il comportamento, sia psicoterapeuta, consulente, assistente sociale, o altro, noterà prima o poi certi aspetti di rigidità delle persone, certi elementi di ripetizione nelle loro vite, sicuramente non ispirati al principio del meglio. Possiamo pensare che siano state osservazioni di questo genere a indirizzare Berne alla costruzione del concetto di *copione*. Il termine è preso dal linguaggio teatrale e, oltre a ricordarci gli interessi letterari di Berne, esprime bene l'idea di una parte da recitare, di qualcosa cui dobbiamo bene o male adattarci. Forse più ancora dei giochi, il copione è un concetto cui Berne ha lavorato a lungo, elaborando versioni diverse e mettendo in luce un'evoluzione di significati che è interessante ripercorrere.

Incontriamo l'idea del copione nello stesso saggio che segna ufficialmente la nascita dell'A.T.: *L'Analisi transazionale, un metodo nuovo ed efficace*, che è del 1958. E leggiamo: «Un copione è un tentativo di ripetere in forma derivata non una reazione di transfert o una situazione di transfert, ma un dramma transferale, ...esattamente come i copioni teatrali che sono derivati artistici e intuitivi di questi drammi primari dell'infanzia» (Berne, 1977, p. 149). Transfert significa, detto molto in sintesi, la ripetizione in una relazione attuale di contenuti emotivi e intellettivi propri di una relazione fondamentale del passato, quella con il padre e con la madre. Berne intende dunque una ripetizione nella vita adulta di aspetti tipici della relazione coi genitori vissuta nell'infanzia, e sottolinea, parlando di «dramma», l'esistenza di qualcosa che ha avuto una certa durata, un'evoluzione e una struttura piuttosto complessa.

Discorso simile in *Analisi Transazionale e psicoterapia*, che è di pochi anni dopo (1961). Il copione è detto «un derivato, o più propriamente un adattamento, di reazioni ed esperienze infantili» (Berne, 1961, p. 101). Più precisamente, si distinguono nel copione: il *protocollo*, cioè la situazione originaria familiare, con il suo carico di dramma «reale o simbolico»; il *copione propriamente detto*, e cioè un «derivato preconscio del protocollo» (p. 102). Si tratta, a quanto pare, degli schemi mentali e di comportamento che una persona si costruisce sulla base delle sue esperienze orginarie. Secondo questo schema, ciascuno tende a imprestare alle persone che incontra ruoli simili a quelli giocati dai personaggi importanti del protocollo; ma può far questo solo sulla base delle possibilità reali, cioè delle persone o dei gruppi effettivamente incontrati nella propria vita. Perciò il copione propriamente detto deve assoggettarsi a una sorta di *adattamento* o compromesso. Questi elementi presi assieme costituiscono ciò che clinicamente è detto copione.

Si capisce come le modalità ripetitive e «truccate» di entrare in rapporto con gli altri, e cioè i giochi, si presentino come la principale traduzione transazionale del copione.

Ma che cosa muove le persone a seguire nel tempo gli schemi del proprio copione? Berne parla della «necessità di ricatturare o aumentare i guadagni dell'esperienza originale» (Berne, 1961, p. 102). Il «guadagno» ha il significato paradossale che conosciamo già nel «tornaconto» dei giochi. Si tratta della carica emotiva delle prime esperienze della vita, positive o negative che esse siano: e qui, trattandosi di copione, principalmente negative. L'assioma che recita «meglio una carezza negativa che nessuna carezza» ci aiuta a comprendere le ragioni di strategie di questo tipo.

Berne ha trascritto una breve sequenza di una seduta di gruppo che riesce a mostrare un copione condensato in una scena di pochi secondi. Vale la pena di riportarne le battute fondamentali.

La signora Sayers, casalinga, trentenne, sedeva nel centro di un divano, alla sua destra la signora Catters... La signora Sayers aveva appena terminato di raccontare per esteso le sue difficoltà coniugali. L'attenzione era ora spostata sul signor Troy (altro membro del gruppo). Nel mezzo di uno scambio di battute tra la signora Catters e il signor Troy, la signora Sayers allunga il braccio davanti alla signora Catters per raggiungere il portacenere sul tavolino. Tirandosi indietro perde l'equilibrio e per poco non cade dal divano. Si riprende per un pelo, sorride con disappunto, mormora «Scusatemi», e si sistema per conto suo a fumare. A questo punto la signora Catters distoglie la sua attenzione dal signor Troy giusto in tempo per mormorare un rapido «Mi scusi» (pp.108-109).

Interpretata dal punto di vista «interno» della protagonista, questa serie di piccoli fatti si traduce in una sequenza di significati:

1. Gli altri mi ignorano, così faccio mostra di ritirarmi (il gruppo non si sofferma sul racconto della signora Sayers, e lei si ritira silenziosamente a fumare).

2. Esibisco con ostentazione la mia insicurezza.

3. Come al solito non ci riesco affatto (l'episodio del portacenere).

4. Dopo aver fatto vedere a tutti quanto sono maldestra, mi riprendo e mi scuso.

5. Sono così confusa della mia inettitudine che metto a disagio anche un'altra persona (la signora Catters che mormora «Mi scusi», senza che se ne capisca il perché).

6. Ora mi ritiro per davvero.

La breve e in apparenza insignificante vicenda è, invece, un riassunto della vita della signora Sayers, «recitato una quantità di volte, e con una durata di tempo variabile dal fuggevole istante a molti anni, tanto nel matrimonio che nel lavoro, risultando in numerose separazioni dal marito e nella perdita di un posto dopo l'altro». C'è un'origine per questa vicenda? Secondo Berne sì, e se anche riconosce di non aver scoperto il protocollo, ritiene di averne individuato versioni posteriori o *palinsesti*.

Ed ecco in sintesi il palinsesto familiare (Berne, 1961, p. 109).

1. Dato che i miei fratelli ottengono più attenzione di me, faccio finta di ritirarmi dalla vita di famiglia.

2. Ma di tanto in tanto cerco di ottenere qualche riconoscimento, mostrando ostentatamente che sono d'accordo con mia madre, alcolizzata, sul fatto che io non valgo nulla.

3. Urtata dalla mia goffaggine, mia madre mi dà una spinta. Per poco non succede un disastro.

4. Mio padre, inefficiente ma affettuoso, mi salva dal disastro.

Penso quanto devo sembrare sciocca a mia madre e ai miei fratelli. Per questo, e perché mi piace farmi notare, mi metto a ridere. Poi mi sembra di avere chiesto troppo e di essere stata aggressiva e mi scuso.

5. Ciò che desidero in realtà è che mi mostrino il loro rincrescimento per avermi trascuarata.

6. In ogni modo la situazione nel suo complesso è così poco soddisfacente che ora mi ritiro per davvero.

Il lettore avrà notato la corrispondenza quasi totale tra la trama del palinsesto e l'episodio avvenuto nel gruppo. Avrà notato anche la preoccupazione di Berne nel cercare di rintracciare un evento passato che anche fisicamente assomigli a ciò che è avvenuto sotto i suoi occhi. Si può vedere in questo un'eco della ricerca freudiana di una scena traumatica originaria, e si può anche pensare che tanta preoccupazione non sia poi necessaria: a spiegare il comportamento della paziente basta la situazione relazionale vissuta nella famiglia d'origine, tra un padre «inefficiente» anche se affettuoso, una madre alcolizzata che la svaluta, dei fratelli considerati molto più importanti di lei. La signora Sayers rivive nel gruppo di terapia il mondo della propria famiglia; sente, a ragione o a torto, che il proprio racconto non ha avuto sufficiente attenzione e incolpa silenziosamente gli altri di trascurarla. Conclude in modo maldestro un gesto che significava mettersi in qualche modo in evidenza, e si ritira a riflettere su di sé e sulla propria incapacità.

Questo modo singolare di terminare con un abbandono i tentativi di stabilire una relazione sociale gratificante si rispecchia nella vita reale di questa donna, nella perdita ripetuta del posto di lavoro e nelle separazioni dal marito (descritto da Berne come «sprezzante», ma con la sottolineatura, significativa dal punto di vista del copione, che alla fin fine lo aveva scelto lei!).

Il copione è dunque la ripetizione nella vita adulta di relazioni con gli altri che assomigliano molto, pur mutando i soggetti, a quelle dell'infanzia: come se queste avessero troppo valore e importanza per poterci permettere di fare qualcosa di diverso. Il lavoro del terapeuta consisterà nel raccogliere materiale fornito dal paziente con i racconti della sua vita, e offerto dallo stesso nella concreta esperienza del gruppo, per ricostruire struttura e logica del copione. E poi saperle comunicare al paziente all'interno di una relazione positiva, tale da permettere che si raggiunga il primo obiettivo: la consapevolezza del proprio copione e della praticabilità di scelte alternative.

CHE COSA DICI DOPO AVER DETTO «CIAO»?

L'ultimo libro di Berne porta il curioso titolo di *Ciao!... E poi?*: vale a dire, come spiega il primo paragrafo del primo capitolo, «Che cosa dici dopo aver salutato?», ossia, ancora: come riempi il tempo della tua relazione con gli altri, dopo il rituale del saluto? Il tempo che si passa con gli altri è poi il tempo della vita, e il modo in cui lo passiamo dipende appunto dal copione.

Malgrado lo stile brillante e concreto e l'abbondanza di esempi presi dalla clinica e dalla storia, *Ciao!... E poi?* non è un libro facile. Pagine molto belle si alternano a parti ridondanti. Spesso si ha l'impressione di una sorta di fato greco che domina le vicende umane, e contraddice la ripetuta possibilità di guarigione e di cambiamento. Che poi questa contraddizione sia imputabile all'incompleta revisione del libro – pubblicato postumo nel '72, mentre Berne era morto nel '70 – o a qualcosa di più profondo interno al pensiero berniano, è una questione complessa che non affrontiamo qui. In ogni caso, a noi interessa ciò che è valido nella teoria berniana del copione, e di questo soprattutto vogliamo parlare.

Del copione viene data una definizione: «Piano di vita che si basa su una decisione presa durante l'infanzia, rinforzata dai genitori, giustificata dagli avvenimenti successivi, e che culmina in una scelta decisiva».

Diciamo subito che ci occuperemo delle prime tre parti della frase (delle prime due soprattutto), in quanto la scelta decisiva – quella in cui si suggella la riuscita o il fallimento dell'esistenza – non ci sembra affatto provata, e richiederebbe, per esserlo, una sistematica ricerca su esistenze concluse, mentre il terapeuta o il consulente si trovano di fronte, per fortuna, a esistenze ancora aperte.

La definizione sottolinea l'aspetto decisionale del copione. Per ricollegarci alla definizione precedente che lo descriveva come un «dramma», la decisione corrisponde alla parte di uno degli attori, il più importante, il soggetto di cui si parla. Nonostante questo, un gran numero di pagine di *Ciao!... E poi?* è dedicata a ciò che fanno gli altri attori, i genitori e le persone che sono state importanti per un bambino. Certo, sono loro quelli che appaiono sulla scena per primi. Berne, probabilmente sulla base della sua esperienza in campo di gravi patologie, appare impressionato dalla forza che ha, nei confronti di un bambino, la voce di un genitore arrabbiato o disperato. Quella parte del libro che si intitola, non a caso, «La programmazione parentale», è una lunga riflessione sugli svariati aspetti ed effetti che può avere la comunicazione genitori-figli.

Ci proponiamo qui di riassumerne gli elementi principali.

Quali messaggi i genitori mandano ai figli?

I migliori messaggi possibili, vien da pensare: quelli che giovano ai figli e al loro futuro. La realtà è meno idilliaca: un conto è quel che ciascuno desidera o crede di essere, un altro conto quello che è. E i messaggi che mandiamo ai figli vengono soprattutto da ciò che in realtà siamo.

A volte un figlio rappresenta davvero una difficoltà o un problema, e il genitore reagisce così come si sente, urtato da questa presenza che gli si impone. Altre volte le difficoltà di relazione con gli altri, che il genitore vive come persona, si manifestano nel modo più imponente nella relazione col figlio.

A volte ancora, i genitori trasmettono sottilmente ai figli quello che loro desidererebbero e non si concedono di fare. A volte nella relazione col figlio passa quell'elemento trasgressivo che in teoria i genitori non approverebbero mai. Così si verificano quelle erotizzazioni del rapporto col figlio dell'altro sesso, che, anche se non giungono a relazioni incestuose, legano il figlio in modo indebito al genitore. Credo che sia utile ripetersi questi dati di esperienza per trovare più plausibile la quantità di registri negativi che Berne scopre nelle comunicazioni che costruiscono il copione.

Un aspetto tipico della comunicazione familiare è la complessità, dato che i protagonisti sono normalmente almeno tre, padre, madre, figlio. I messaggi di un genitore possono, in modo esplicito o in modo velato, contraddire quelli dell'altro: «Non fare lo stupido», dice il padre, mentre la madre può relazionarsi al figlio in modo tale da far passare il messaggio: «Non sei abbastanza bravo per comportarti in maniera intelligente». L'altro genitore può essere assunto come modello negativo, da cui il messaggio: «Non comportarti come lui» (e quindi rimani attaccato a me); oppure si dice esplicitamente: «Sei proprio come lui», e quindi «Non vali, e non puoi fare altro se non rimanere simile a lui che non vale». È chiaro che queste, anche se talvolta sono frasi pronunciate alla lettera, rappresentano più spesso il senso complessivo di comunicazioni date in vari modi, con l'approvazione, la disapprovazione, l'esempio.

Inoltre, il messaggio inviato viene recepito sulla base delle capacità di comprensione del bambino. Le comunicazioni più immediate, che vengono dalle aree più emozionali e meno consapevoli della personalità del genitore, vengono percepite energicamente e profondamente dal bambino più piccolo. Messaggi più complessi o semplicemente detti con linguaggio più astratto vengono colti solo quando il bambino, crescendo, ha elaborato capacità logiche e di generalizzazione. Non è detto che tra queste due aree di comunicazione ci sia sempre coerenza. Per esempio, parole ed espressioni non verbali piene d'ansia possono comunicare al bambino piccolo che lui non ce la farà in quel che sta facendo, mentre sul piano delle affermazioni esplicite, e qualche anno più tardi, il genitore può dirgli di mettercela tutta per riuscire.

Queste osservazioni sono riassunte e schematizzate nella *matrice del copione*, modello costruito da C. Steiner, ripreso da Berne e poi da tutti gli analisti transazionali (vedi figura 6).

Ci sono tre tipi di messaggi, come tre sono gli stati dell'io. Partiamo così dalle *ingiunzioni* e dai *permessi*, che esprimono in modo immediato l'atteggiamento più profondo del genitore verso il figlio (infatti vengono dal Bambino e sono diretti al Bambino). Sono i messaggi più potenti per la costruzione del copione, specialmente quando lasciano passare un significato negativo, di svalutazione o di rifiuto; nella loro valenza positiva, invece, in quanto permessi, costruiscono una personalità libera dal copione. È una tesi di Steiner, che Berne accetta come ipotesi importante che abbisogna ancora di una verifica adeguata, che le ingiunzioni più forti, come i più efficaci permessi, vengano dal genitore dell'altro sesso.

Veniamo poi alle *istruzioni*, che rappresentano il «Si fa così» passato al figlio dal genitore dello stesso sesso, e riguardano le abilità che occorre avere nella vita. Così si lavora, così si studia, così si è bravi nello sport, così si è uomini; e così via. Vengono dallo stato dell'io Adulto e si rivolgono all'Adulto del figlio.

Infine troviamo i cosiddetti *messaggi di controcopione*, costituiti da quanto i genitori dicono, ufficialmente ed esplicitamente, su ciò che si deve e non si deve fare. Vengono dallo stato dell'io Genitore, e tendono a costruire il Genitore del figlio. Il termine «controcopione» sta a dire che su questi messaggi si imposta uno stile di vita, generalmente basato sulla serietà, sull'impegno, sulla rispettabilità sociale, che spesso contrasta i più sotterranei e magari pericolosi messaggi di copione. Ma questi ultimi – più profondi, più immediati, legati alla comunicazione Bambino-Bambino – sono in realtà più potenti; da qui una contraddizione che le persone spesso sperimentano, e che può motivare bruschi cambiamenti nello stile di vita.

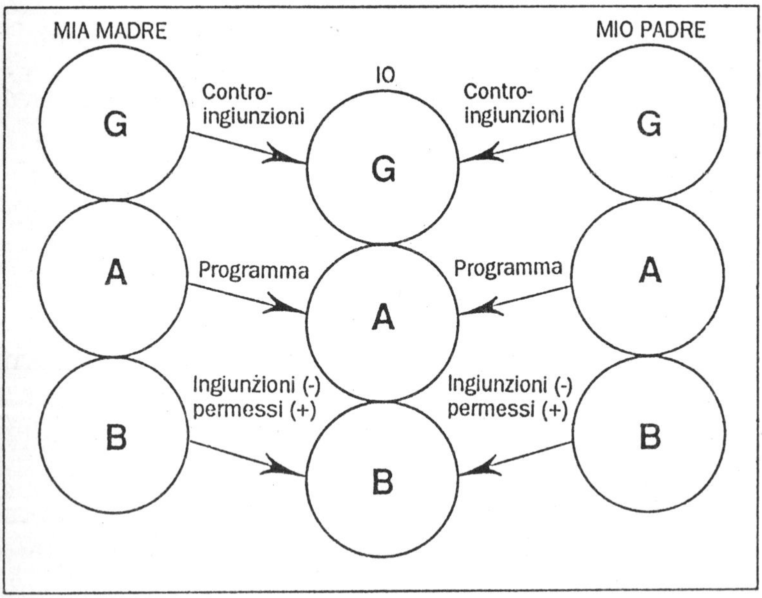

Fig. 6 – La matrice del copione.

La matrice del copione, come tutte le sintesi e gli schemi, non si può prendere come una riproduzione fedele di ciò che avviene, sempre e comunque, nella costruzione dei destini delle persone. È però un'utile mappa, che aiuta a esplorare ciò che è avvenuto nelle relazioni tra genitori e bambino.

L'origine delle decisioni

La teoria del copione contiene un rischio che è meglio esplicitare. E cioè, che quando una persona la applica a se stessa metta in moto una sorta di processo ai genitori, ritenuti colpevoli di tutte le proprie difficoltà. Oltre che ingiusto nella maggior parte dei casi, un atteggiamento del genere è del tutto sterile dal punto di vista del cambiamento personale.

Non è certo in questa prospettiva che va letto il discorso berniano. Il suo significato più vero sta nel mettere in evidenza il contesto comunicativo in cui si sviluppa un essere umano, con le sue scelte e i suoi orientamenti di vita. La sua forma logica si potrebbe riassumere in questo modo: «Tenuto conto che... (ciò che i miei genitori hanno sentito, pensato e fatto in rapporto a me), io ho deciso che... (e qui vengono le scelte e le modalità di vita importanti per me)».

Certo, queste decisioni possono essere più o meno felici, e quando sono «di copione» costruiscono un mondo falso in cui la vita è costretta e difficile. Quando la persona comincia a rendersene conto, si apre la strada per entrare in una visione migliore della realtà.

Il rischio che abbiamo ricordato prima ci ricorda anche che l'apparecchiatura teorica di Berne in *Ciao!... E poi?* abbisogna di modifiche e rielaborazioni che permettano di far emergere meglio la parte attiva che ha il singolo nel costruire la propria risposta, e il proprio copione.

Il papà orco e la mamma strega

Nel lavoro terapeutico avviene di imbattersi in messaggi, riferibili alle figure genitoriali paterna o materna, particolarmente potenti e distruttivi. Berne li chiama «il padre orco e la madre strega». Il riferimento alle figure fiabesche è chiaro. Se non ci fossero queste drammatiche, spesso terribili immagini dentro di noi, le avremmo mai ricreate come personaggi di fiabe, scritte o pensate per essere narrate ai bambini?

Ma l'orco e la strega, che percepiamo talora al fondo della nostra esperienza, sono aspetti reali dei nostri genitori? Berne sembra a volte ammetterlo. Ma quanto troviamo scritto in altre pagine sulle caratteristiche originali, a sé, del mondo infantile rispetto a quello adulto, fa piuttosto pensare che orco e strega siano trasfigurazioni in negativo che la mente del bambino fa, con una propria singolare creatività, magari a partire da spunti reali.

I permessi

Ci sono anche i messaggi positivi dei genitori. Sono i permessi. Berne li descrive come l'offerta di una possibilità, l'indicazione che qualcosa può essere fatto o vissuto. «I veri permessi sono semplici autorizzazioni, quasi come la licenza di pesca. Un ragazzo con la licenza di pesca non è obbligato a pescare. Può usarla o no, secondo che lo desideri o non lo desideri» (Berne, 1972, p. 112). Anche i permessi sono un incontro tra qualcuno che offre una proposta, un modello, e un altro che è interessato a ricercarlo e a farlo proprio. Berne lo dice con efficacia a proposito di un tema, quello della bellezza, dove è particolarmente forte l'incrocio di oggettivo e di soggettivo. «L'essere belli non è una questione anatomica, bensì di permesso parentale... è solo il sorriso del padre che può far sprizzare bellezza dagli occhi di una donna». E in una formula potentemente sintetica: «Agire *per* qualcuno e imparare *da* qualcuno è il vero significato dell'apparato del copione».

A parte queste indicazioni, efficaci ma brevi, Berne è piuttosto avaro sul tema dei permessi. Toccherà ad altri autori, come vedremo, sviluppare questo argomento in termini di quantità e di qualità.

Copioni vincenti, o liberazione dal copione?

È possibile tratteggiare una classificazione dei copioni? Berne ne propone due.

La prima parla di copioni vincenti, perdenti e banali.

Il copione vicente non coincide, per fortuna, col successo sociale. Vincente è colui che sa raggiungere i propri obiettivi, quali che siano (s'intende, nell'ambito di ciò che non limita ingiustamente le possibilità della persona). È vincente chi possiede l'elasticità richiesta per raggiungere ciò che gli sta a cuore anche per una strada diversa da quella inizialmente prescelta, se le condizioni sono mutate. Ovvero, che sa interpretare in modo creativo, non univoco il contenuto dei propri obiettivi.

Perdente è chi non sa raggiungere i propri obiettivi, ovvero colui che raccoglie nella sua vita più carezze negative che positive. All'interno dei perdenti, si distinguone le vite che hanno una conclusione tragica, ossia un copione «amartico», come dice Berne attingendo al linguaggio della tragedia greca.

Non vincente, o banale, è il copione di chi sa tenere un moderato equilibrio tra carezze positive e negative.

«Anche i vincitori sono programmati!», esclama Berne a un certo punto (p. 119). Anche i vincitori lavorano sulla base di una serie di potenti messaggi genitoriali, in cui hanno avuto parte rilevante i permessi e indicazioni più adattive che costrittive. Su questa base, quando ci si pone la domanda: «Tutti hanno un copione?» non ci stupiremo di incontrare la risposta: «Al momento attuale non c'è modo di rispondere a questa domanda con certezza» (*ivi*). È certo che molti riescono, in un modo o nell'altro, a raggiungere l'autonomia (vedremo meglio tra poco il significato di questa parola). È certo anche che la terapia si propone proprio la liberazione dal copione.

Troviamo così in *Ciao!... E poi?* l'immagine del genere umano distribuito lungo una curva: a un estremo stanno quelli che riescono a raggiungere l'autonomia, all'altro estremo sono quelli pesantemente dominati dal copione. Nella fascia intermedia sta la maggioranza: coloro che dispongono di una porzione più o meno consistente di permessi, ma che possono goderne solo in quanto abbiano corrisposto alla parte costrittiva del loro copione. Un esempio è il grande lavoratore, che può anche concedersi di divertirsi, ma solo dopo che ha obbedito al messaggio interno che gli impone di lavorare sodo.

Un esempio di individuo dominato dal copione è invece offerto dall'alcolista, che impegna la massima parte del suo tempo e delle sue energie a seguire la sua ingiunzione e ad affrettare la conclusione tragica del suo copione.

In ogni caso, il realismo di Berne ci tiene lontani da una visione trionfalistica dell'autonomia. Una pagina di *Ciao!... E poi?* arriva a dire che delle aree dell'Adulto occupate da messaggi genitoriali o da illusioni infantili possiamo diventare consapevoli, ma non le possiamo eliminare (Berne, 1972, p. 138).

E questa sembra la sua conclusione sull'argomento.

In sintesi, Berne lavora su due modelli: quello dell'autonomia e quello della costruzione della personalità tramite la comunicazione dei genitori. Non è facile conciliarli. Ma possiamo riconoscergli come merito il non aver semplicemente postulato la capacità di decisione del soggetto, e aver accettato la sfida di tutti i condizionamenti che l'essere umano incontra sul suo cammino.

Gli spazi in cui la libertà può muoversi sono i *permessi,* in quanto messaggi che aprono una possibilità e non definiscono un obbligo, e la *capacità di prospettare alternative,* che abbiamo visto all'opera nei copioni vincenti e che è una caratteristica tipica dell'Adulto. In questo modo, nella serie generazionale dove potenti forze, biologiche e culturali, operano per mantenere la stabilità (potremmo dire la ripetizione), l'individuo inserisce elementi di plasticità e di cambiamento.

LE POSIZIONI ESISTENZIALI

Connesso con il copione è uno dei temi fondamentali dell'Analisi Transazionale, che ha rappresentato un po' il suo manifesto, anche grazie al titolo del libro di T. Harris *Io sono OK tu sei OK,* uno dei primi libri di Analisi Transazionale tradotto e pubblicato in Italia.

Su che cosa si basano le prime scelte che fa un bambino, quando si orienta verso la fiducia nelle proprie capacità, oppure verso un comportamento negativo, sfiduciato o ribelle ? Il fatto è che in questi primi passi della sua vita il bambino ha costruito già una valutazione complessiva, anche se non espressa a parole, su di sé e sugli altri. È questa valutazione che rende le scelte comprensibili.

Gli altri sono, anzitutto, le persone con cui si è stabilita la prima relazione fondamentale, cioè la madre e poi il padre e le altre figure importanti.

Sulla base di ciò che è avvenuto nel pezzo di storia vissuto con queste persone il bambino avrà maturato una di queste quattro convinzioni fondamentali.

1. Io sono buono, e gli altri sono buoni. («Gli altri» sono anzitutto «l'altro», cioè la madre o la figura fondamentale. Il passaggio dal singolare al plurale, dal «tu» agli «altri» non è ovvio. Possiamo pensare che in linea di massima questo passaggio ci sia, che il bambino estenda agli altri la positività che ha sperimentato nella prima e fondamentale relazione. Le analisi che seguono si basano sull'ipotesi che «tu» stia anche per «tutti quelli che non sono io, e con i quali mi trovo in relazione».)

2. Io sono buono, e gli altri non sono buoni.

3. Io non sono buono, e gli altri sono buoni.

4. Io non sono buono, e gli altri non sono buoni.

È facile pensare che la posizione 1 si costruisce sulla base di un'esperienza in cui i bisogni fondamentali del bambino siano stati compresi, in cui gli sia stata data protezione e, insieme, senso del limite. È facile anche immaginare che il bambino traduca in una valutazione negativa di sé e dell'altro un'esperienza pesantemente negativa della relazione. È più difficile stabilire in base a che cosa il bambino si orienti verso la posizione 2 piuttosto che verso la 3. È calzante l'ipotesi, formulata da F. English (English, 1976), che in realtà le posizioni fondamentali siano la prima e la quarta, e che quelle intermedie siano assunte per sfuggire al peso insostenibile della negatività totale. È in ogni caso più accettabile pensare che il negativo sia solo nell'altro o solo in sé, anche se questo genera una contrapposizione che non è poi facile gestire nell'esperienza concreta.

«Buono», «cattivo», equivalgono a «OK», «non OK». L'espressione gergale americana ha la stessa globalità di significato che va d'accordo con la percezione e col linguaggio del Bambino. Mano a mano che si passa dal Bambino all'Adulto si potranno trovare traduzioni più o meno elaborate di quest'espressione.

«Io sono OK» verrà a significare la fiducia di base in me, il senso del mio valore come persona, la consapevolezza dei miei diritti, e così via; «voi siete OK» significherà il rispetto per gli altri, la disponibilità a prenderli sul serio, a riconoscere un valore a loro e ai loro comportamenti. Proprio perché «OK», «non OK» sono intuizioni semplici, li si può trascrivere in modo altrettanto semplice, con un + o con un –. Le quattro posizioni esistenziali possono occupare ciascuna uno dei quattro quadranti in cui posso suddividere lo spazio su cui scrivo. Ho così un'efficace immagine grafica di quanto siano esaurienti queste diverse modalità di relazionarmi agli altri: o si è in una, o in un'altra, non c'è diversa soluzione.

Ma il primo ambito in cui le quattro posizioni vengono sperimentate è la costruzione del destino individuale. Berne insiste sul carattere profondo di queste valutazioni di sé e degli altri, le chiama «convinzioni che sono state somministrate al bambino con il latte materno» (Berne, 1972, p.78). L'«io +, tu +», aggiunge, è qualcosa che «uno si trova addosso dalla prima infanzia, o è costretto a imparare in seguito con molta fatica: non si può conseguire con un semplice atto di volontà» (p. 79); e val la pena di ricordarlo, di fronte a certe esposizioni semplicistiche dell'Analisi Transazionale. D'altronde, assumere una posizione definita di fronte al mondo e agli altri sembra rispondere a un bisogno profondo, come un'esigenza di collocazione e di orientamento; qualcosa di necessario «per avere la sensazione di tenere i piedi ben piantati per terra» (Berne, 1972, p. 80).

La posizione «io +, tu +» è quella costruttiva: permette di collaborare con l'altro, di vedere l'altro come una risorsa. Permette anche di non scaricare sull'altro le proprie responsabilità (come fa chi si colloca nella posizione «io +, tu –»), o, all'opposto, di non colpevolizzare se stessi per ciò che non è andato bene (posizione io –, tu +). In altri termini, solo a partire da una posizione «io +, tu +» è possibile fare un uso positivo anche dell'errore.

In termini psichiatrici, la posizione «io –, tu +» si può chiamare depressiva; la posizione «io +, tu –» coincide con l'atteggiamento paranoide. La posizione «io –, tu –» è quella di una inutilità o vanità totale, che si può dire corrisponda alla situazione schizoide. Nel loro carattere in qualche modo patologico, queste posizioni esistenziali sono alla base dei giochi. Chi si impegna in giochi psicologici tenta di affermare l'«io +, tu –»; e questo lo può fare in modo abbastanza consapevole, salvo concludere molte volte nella posizione «io –, tu +», quando non addirittura nell'«io –, tu –». Riconquistare l'*okeyness* significa anche abbandonare la necessità di giocare.

Sulle posizioni esistenziali si fondano le scelte che una persona persegue nella vita. Seguita nella sua logica profonda, e sempre che non sia corretta o mitigata, la posizione «io –, tu –» porta al suicidio, in una delle due possibili forme fondamentali che Berne chiama «estetica» o «di vendetta». La posizione «io –, tu +» conduce a varie forme di isolamento dagli altri: o di isolamento di sé come singolo, o di estraneamento di sé e del proprio gruppo, come può essere quello dei malati psichiatrici o degli alcolizzati. La posizione «io +, tu –» è, nella sua forma migliore, alla base di quei ruoli di aiuto in cui chi aiuta sottolinea, comunque, la propria superiorità sull'aiutato. Nelle forme peggiori guida tutte le scelte di dominio sugli altri, giustificate da teorie integralistiche o dal semplice attaccamento al potere.

La posizione «io +, tu +», già lo si è detto, rende possibile la scelta di collaborare con gli altri. È interessante che Berne abbia analizzato questo nella situazione reale che meglio conosceva, cioè il disagio psicologico e la terapia. «Per il paziente giunto ai limiti della sopportazione, le alternative sono: non far nulla, migliorare, sbarazzarsi degli altri, diventare psicotico, suicidarsi» (Berne, 1966, p. 209). Le tre ultime scelte le abbiamo già illustrate correlandole alle posizioni esistenziali che le supportano. Scartando la prima, che in realtà nella situazione descritta come «ai limiti della sopportazione» finisce per coincidere con una scelta depressiva di autoisolamento, non rimane che «migliorare». La scelta della terapia è già una scelta dettata in nuce dall'«io +, tu +», in quanto si basa sulla fiducia di poter trarre giovamento collaborando con un'altra persona. L'azione del terapeuta e del gruppo, se ben condotte, innescano un processo positivo che rinforza sia la decisione di migliorare, sia la posizione «io +, tu +» che ne sta alla base.

Un esempio preso dalla storia della cultura aiuta a chiarire come scelte importanti o addirittura centrali della vita mettano le radici in una posizione di vita «io +, tu +». Il grande archeologo H. Schliemann passò parecchi anni della propria vita esercitando diversi mestieri, ma sempre coltivando il sogno «Io scoprirò la vera Troia!». Sappiamo che in realtà *non* scoprì la vera Troia, ma che scavò con successo nella collina dove era veramente esistita l'antica città, e che è stato senza dubbio un vincente nella storia dell'archeologia. Una scelta del genere, espressa già nell'adolescenza, doveva avere le sue radici in qualcosa di ancora precedente, che si potrebbe formulare così: «Io scoprirò qualcosa», oppure «io non mi arrenderò mai più», oppure, con maggior probabilità, una combinazione delle due. La posizione base è «io sono OK (intelligente e tenace), tu sei OK (intelligente e tenace)» (Berne, 1966, p. 211).

Gli esempi portati ci sembrano dire con sufficiente chiarezza che la posizione «io sono OK, tu sei OK» non è una filosofia dell'Analisi Transazionale, nel senso che la *okeyness* non si presenta come una «verità» affermata non si sa bene con quale fondamento. Il punto di vista di Berne è, come sempre, concreto: la convinzione «io sono OK e anche tu lo sei» è quella che permette di collaborare. È su una posizione di questo genere che si fonda la prima relazione dell'essere umano, la relazione madre-bambino; è ancora su questa posizione che si può costruire una relazione terapeutica. Su questa base il paziente può decidere di migliorare e poi star bene, e il terapeuta di fare il suo lavoro. Un passo più in là, e possiamo dire che si tratta di una scelta, di una posizione etica, che trova la sua forza nei risultati positivi che ne derivano.

TERAPIA DEL COPIONE

Abbiamo visto i primi passi della terapia berniana, costruiti parallelamente all'intuizione degli stati dell'io. Abbiamo almeno accennato alle basi di una terapia che si misuri con i giochi psicologici.

L'analisi del copione introduce una prospettiva dinamica: la vita prosegue portando avanti il copione; suggerisce anche di leggere nei comportamenti presenti il riflesso dei messaggi e delle decisioni, e stimola la ricerca di interventi che aiutino la persona a liberarsi e a ridecidere il piano della propria vita. Questo, lo sappiamo, è l'obiettivo del lavoro terapeutico. Ma come realizzarlo? Come passare dall'esigenza alla attuazione?

I libri di Berne hanno il pregio di abbondare di esempi clinici e di riportare anche nei dettagli le operazioni del terapeuta. Questo vale anche per l'ultimo libro, con l'unica annotazione che il contenuto del testo originale si ritrova suddiviso in due libri italiani: il primo è il già citato *Ciao!... E poi?*, mentre il secondo, più breve, che riporta gli ultimi capitoli dell'originale, ne ripete anche fedelmente il titolo: *Cosa dici dopo aver detto ciao?* (Milano, 1993). È proprio quest'ultimo testo che riporta le più significative indicazioni sulle procedure della terapia del copione.

Attenzione ai segnali del copione

I segnali fisici. La terapia berniana dà molta importanza al comportamento osservabile, e sollecita il terapeuta a tener desta la propria capacità di attenzione. Irrigidire le mascelle, sbattere gli occhi, tenere spesso la testa inclinata, stare proteso in avanti e col corpo in tensione, girare e rigirare l'anello, muovere ritmicamente un piede, non sono comportamenti casuali ma esprimono qualcosa di relativamente stabile e significativo per la persona che li compie. Si possono leggere come l'espressione di un dialogo tra messaggi parentali e risposte – di accettazione o di ribellione – da parte del Bambino. In altri termini, sono segnali di copione. Dopo aver prestato attenzione a questi segnali, il terapeuta deve cercare di scoprire il senso del dialogo che li sottende. E poi, scegliere il modo per renderne consapevole il paziente.

I segnali disseminati nel linguaggio. L'attenzione del terapeuta sarà rivolta, più ancora che al contenuto di ciò che il paziente sta narrando, alla modalità con cui si esprime.

Il tono di voce è un primo importante indicatore. Già analizzando gli stati dell'io Berne notava che le persone non hanno un solo tono di voce, ma lo cambiano in relazione all'emergere del Bambino o del Genitore. Dopo il tono, vengono le parole. L'abbondanza dei termini astratti indica che chi parla si sta impedendo di entrare in contatto con la propria esperienza. Ciò appare in primo luogo come una propria difesa, ma può essere la risposta obbediente a un preciso messaggio del copione. L'uso dei «ma», il bilanciare accuratamente la frase («sto bene, ma...») indicano una direttiva a non esporsi, a non prendere posizione. Il non terminare le frasi, lasciando all'interlocutore il compito di farlo; l'aprire lunghe parentesi, l'abbandonare il filo principale del discorso magari senza riprenderlo più; l'eccesso di cura nei particolari, ecc., sono tutti segnali a cui l'analista di copioni sarà molto attento.

Azioni e reazioni con le altre persone del gruppo. È evidente da quanto si è detto sui giochi che il modo in cui una singola persona interagisce con le altre segnala i modi in cui sta portando avanti il suo personale dramma. I giochi psicologici codificati ne rappresentano l'esempio più forte. Ma la realtà risponde di rado in modo perfetto ai modelli che abbiamo costruito; quindi si tratterà di scoprire di volta in volta le forme di comunicazione «truccate» che le persone inventano, delegando agli altri la responsabilità di quello che sentono e fanno, rifugiandosi nei messaggi scritti sul loro copione invece di rischiare le nuove possiblità.

Il riso è una delle forme di comunicazione che Berne ha studiato con più attenzione. C'è il riso genuino del Bambino, che è possibile quando la persona ha messo da parte, almeno per un momento, il proprio copione, ma c'è anche il riso usato per commentare i propri insuccessi. In questo caso la persona sta compiacendo l'aspetto negativo del Bambino dei propri genitori, quella parte che gli ha trasmesso l'ingiunzione di non riuscire. Spesso c'è nel gruppo una complicità in questa forma di riso: ridere insieme col paziente che racconta i propri guai (magari, purtroppo, con effettive risorse di comicità), o intervenire in modo da sollecitare proprio questo tipo di risposta («Sono riuscito a non fumare da una settimana!»; «Ah,ah! e quanti chili in più hai preso?»).

Risata della forca è comunemente chiamato in Analisi Transazionale il riso di chi commenta le proprie disgrazie, rimandando ad aneddoti sulle impiccagioni pubbliche dei secoli scorsi in cui, a quel che sembra, la gente apprezzava molto il condannato che sapeva pronunciare ridendo le ultime parole a commento dell'esito della propria vita. *Transazione della forca* è la comunicazione di chi sollecita nell'altro quel tipo di risata.

Antitesi del copione

La terapia berniana è rivolta a cercare quei messaggi che permettano al paziente di «ribaltarsi», cioè di avere il coraggio di uscire dal copione. Per arrivare a questo il terapeuta deve essersi fatto un'immagine adeguatamente concreta del copione di quella persona: cioè, di ciò che di veramente importante è avvenuto nella relazione tra lei e i suoi genitori (e i fratelli, nel caso), e di come questo si rifletta nelle «voci dentro la testa», cioè nel dialogo silenzioso in cui la stessa persona dice a se stessa ciò che può fare e non può fare, con i relativi conflitti. Se le ingiunzioni genitoriali sono state accettate, significa che erano cariche di una rilevante potenza, potenza che mantengono nel legare il paziente ai comportamenti di copione. Per fornire un'antitesi efficace il terapeuta deve avere più potenza delle voci interne. Una potenza che è legata alle sue doti personali e di competenza e anche, senza dubbio, a quanto il paziente investe in lui in aspettativa, stima, fiducia.

Accanto alla *potenza* altre due parole chiave riassumono quel che si richiede per arrivare a un vero cambiamento: la *protezione* e il *permesso*. La capacità di offrire al paziente un'adeguata protezione – come presenza, disponibilità, capacità di relazione e competenza di intervento – si richiede per gli aspetti di rischio insiti nel lavoro di smantellamento del copione. Il copione è stato comunque un sostegno per anni nella vita di questa persona; saranno sufficienti le risorse del suo Adulto per muoversi senza questo rassicurante binario? Nella maggior parte dei casi, no: non subito, per lo meno. Da qui l'importanza del saper offrire una presenza protettiva.

Infine il permesso. Già conosciamo questa parola, che riassume i messaggi positivi dei genitori. Per convincere la persona a uscire dal suo copione il terapeuta dovrà saper far passare attraverso le sue parole e i suoi gesti qualcosa che assomigli al messaggio di un genitore positivo. Questa capacità non si riassume in formule, anche se è presente qualche utile indicazione: il terapeuta deve entrare in contatto con tutti gli stati dell'io del paziente, e individuare sia i punti di massima resistenza, sia quelli attraverso cui il passaggio è possibile.

Berne, molto sensibile al tema dell'efficacia, tende a presentare l'antitesi del copione come condensata in qualche intervento particolarmente incisivo. Naturalmente possiamo pensare a una serie di antitesi del copione che si succedono lungo un arco di tempo, e in cui, oltre all'azione del terapeuta, ha importanza quella del gruppo.

Capitolo 4

Approfondimenti e sviluppi

La cura delle psicosi

Il metodo costruito da Berne, già nei due momenti di decontaminazione dell'Adulto e di deconfusione del Bambino, ottenne dei buoni risultati con pazienti gravemente disturbati. Alcune delle situazioni terapeutiche descritte da Berne riguardano persone con problematiche psicotiche. I risultati positivi, in termini di miglioramento o di risoluzione della patologia, sono riportati con cura da Berne in margine ai suoi testi più specificamente clinici come *Analisi Transazionale e psicoterapia* e *Principi di psicoterapia di gruppo.* Si trattava comunque di terapie condotte nello studio del medico o nel contesto dell'ospedale.

Un carattere assolutamente originale ebbe invece l'esperienza condotta da J. Schiff e dal marito Moe, che costruirono una sorta di famiglia allargata con giovani francamente psicotici e incapaci di una gestione accettabile delle proprie relazioni sociali. J. Schiff fece una scelta radicale: non era possibile per questi ragazzi una cura parziale, la loro guarigione poteva verificarsi solo passando attraverso la ripetizione rinnovata della loro esperienza familiare, della loro esperienza di figli. Così Jacqui e suo marito si proponevano come nuovi madri e padri del ragazzo che accettava di entrare nella loro famiglia; e accettavano di seguirlo nelle sue esperienze regressive di ritorno all'infanzia. Ripetere l'esperienza di figli va infatti inteso alla lettera, nel senso che se una persona giunge, in giovane età, alla crisi schizofrenica, ciò significa che le sue relazioni nella famiglia d'origine sono state talmente disastrose che si tratta di ricostruirle dalle fondamenta.

Non c'è in questo nulla di forzato, in quanto le crisi che lo schizofrenico vive appaiono come ritorni a una condizione infantile. Si può guidarle verso uno sbocco benigno se ci si prende cura dei bisogni radicali che la persona esprime: bisogno di protezione totale, di contatto fisico, di accudimento. Lo sperimentare che i propri bisogni, anche a un livello elementare, appropriato all'età di un lattante, possono ricevere una risposta accogliente e positiva, permette alla persona di ricostruire gradualmente anche la propria relazione adulta col mondo.

Naturalmente da parte del terapeuta si richiede, perché ciò accada, una grande capacità di intuizione , di calore affettivo, di accettazione del rischio. La parola «terapeuta», che indica normalmente un impegno limitato nel tempo, non basta a descrivere ciò che avviene in questo caso, cioè un impegno che coinvolge tutta la vita.

Di fatto i coniugi Schiff sono riusciti a curare, accogliendoli come membri della loro famiglia, almeno dieci giovani psicotici (Schiff e Day, 1970). Alcuni di loro hanno scelto la stessa strada dei loro genitori, lavorando come terapeuti. L'apporto di altri terapeuti esterni, come Ken Mellor, ha permesso la costruzione del Catexis Institut, che ha riletto la propria esperienza clinica attraverso il sistema concettuale dell'A.T., rielaborandolo in parte. Qui ci occuperemo degli aspetti più originali di questo modello (Schiff e altri, 1975).

Passività e simbiosi

Il contatto con pazienti psicotici mette di fronte alla loro frequente passività. Passività comporta «stare fermi», «non muoversi», fare in modo di non rispondere agli stimoli o rispondervi in modo disorganizzato. Fare cioè qualcosa di innaturale per un organismo vivente, che deve in qualche modo rispondere a una finalità secondaria, a qualche tipo di tornaconto. Lasciamo per il momento da parte l'interrogativo su quale sia questo vantaggio e vediamo più da vicino le forme e i modi della passività.

Gli Schiff ne distinguono cinque tipi.

• C'è anzitutto l'astensione: il puro e semplice tenersi al di qua di ogni azione, di ogni possibile risposta. In un gruppo, e non solo di terapia, non è raro incontrare persone che scelgono, almeno per qualche tempo, questa forma di passività.

• Ovvero una persona si può iperadattare, può agire secondo quello che immagina sia il desiderio dell'altro, qualcosa che l'altro non ha nemmeno espresso. Capita di ascoltare persone che, nel parlare, modellano quel che dicono su ciò che suppongono sia il pensiero dell'altro, evitando in anticipo qualsiasi contrapposizione. In senso letterale, chi si iperadatta agisce: ma è un'azione che non porta all'affermazione di sé, bensì all'adeguamento a un altro. Rientra quindi in una passività intesa in senso lato.

• Oppure, ancora, una persona si può agitare. Tutti conosciamo il rischio che in situazioni stressanti l'ansia generi un tipo di azione confusa e incontrollata, che non conduce a nessun risultato. In qualche caso l'agitazione si esprime abbastanza stabilmente nel modo di parlare confuso e affrettato, o in movimenti del corpo incongruenti con ciò che la persona sta facendo o dicendo. Sicuramente ci sono diversi livelli: l'agitazione può dominare tutto il comportamento di una persona, ovvero rappresentare il rivolo secondario in cui viene scaricata quella parte di energia che non riesce a orientarsi verso un obiettivo.

• La passività può anche assumere la forma di un comportamento molto eclatante. Può essere un comportamento rivolto contro di sé, come nel caso di chi si procura inconsapevolmente incidenti, o si ammala in situazioni tipiche. Infatti questi eventi, apparentemente casuali, impediscono puntualmente un'azione nella direzione dell'autonomia. Nel lessico del Catexis si chiama questo comportamento *incapacitazione*, un modo per rendere se stessi incapaci.

• Può trattarsi, infine, di un comportamento violento verso gli altri o verso le cose, senza nessun legame realistico con il proprio disagio e con ciò che potrebbe risolverlo. Gli Schiff avevano in mente i tremendi scoppi di collera degli psicotici; ma l'esperienza quotidiana, a livelli molto più blandi, conosce la sgridata e la sfuriata rivolte verso chi «non c'entra», e che non hanno nessuna utilità nel risolvere il problema con cui si è alle prese.

Questa descrizione della passività ce la fa meglio percepire come l'opposto dell'autonomia. Il comportamento passivo chiede che un altro faccia, e intende non muovere nulla nella sfera della propria realtà. Si comprende così la tesi che vede nella passività la strategia per mettere in atto una simbiosi, ma anche, più in profondità, per mantenere una simbiosi non risolta.

La simbiosi appartiene al campo delle relazioni tra le persone. Implica un legame così stretto che «due persone si comportano come se fossero un'unica persona» (Schiff e altri, 1975, p. 15). La persona sana è capace di percepire i propri bisogni e di distinguerli da quelli degli altri: è capace di agire per ottenere ciò che per lei è importante. Questo almeno è il modello, la cui realizzazione non si può dare per scontata.

Dato che l'essere umano nasce e si sviluppa in una relazione di profonda dipendenza da altri esseri umani – i genitori – la simbiosi rappresenta anche un periodo del proprio sviluppo. Si ha ragione di pensare che la simbiosi sia normale nelle prime fasi della vita e che si risolva gradualmente con la crescita. Il permanere di relazioni simbiotiche con i genitori, e il tentativo di ristabilirle con le persone significative che si incontrano successivamente nella vita, è appunto la patologia.

Gli Schiff individuano due tipi di simbiosi: quella complementare e quella competitiva. Il modello berniano della persona come unità di Genitore, Adulto e Bambino permette di interpretare in modo particolarmente efficace l'uno e l'altro tipo di relazione simbiotica.

Nella *simbiosi complementare sana* (figura 7) una persona supplisce con il proprio Genitore e il proprio Adulto al Genitore e all'Adulto che l'altro non possiede ancora (il bambino piccolo). Nella *simbiosi patologica* questa supplenza è esercitata nei confronti di chi avrebbe la possibilità di usare Adulto e Genitore. È chiara la differenza fondamentale tra le due situazioni: la prima è una situazione dinamica, in quanto la crescita del bambino stimola il ritirarsi del genitore – si parla in genere della madre – dalla posizione di protezione simbiotica. La seconda è invece una situazione tendenzialmente rigida, mantenuta da entrambi i partner in quanto ciascuno ne trae un suo, consapevole o meno, vantaggio. Per chi si trova nella posizione prevalentemente passiva della simbiosi il vantaggio sta nell'evitare il rischio che comporta l'assunzione responsabile delle proprie scelte e dei propri valori. Per chi si pone nella posizione prevalentemente attiva, possiamo pensare all'importanza che ha il controllo sull'altro, e alle carezze a basso costo che ci si può procurare per questa strada. Il prezzo è comunque molto alto, in quanto all'uno è impedita la crescita e l'autonomia, all'altro l'attenzione e la cura dei propri bisogni. E quindi è anche inibito tutto quello che porta cambiamento e creatività nella vita.

Nella *simbiosi competitiva* le persone sono in conflitto – e si mantengono in relazione tramite il conflitto – perché tra loro c'è posto per un solo Genitore o un solo Bambino. In altri termini, uno solo può offrire definizioni del valore delle cose, e uno solo deve prendersi cura dell'altro (competizione per occupare il posto del Genitore). Oppure ciascuno dei due ritiene che lui solo ha il diritto di esprimere bisogni e di essere accudito. Ne risulta una paradossale instabile stabilità, in quanto ciascuno ha bisogno dell'altro per poter essere in conflitto con lui. Alcune tipiche situazioni di coppia, o alcune situazioni di relazione genitore-figlio che non riescono a evolvere, sono esempi chiari di questo modello. Ne parlano abbondantemente letteratura ed esperienza clinica.

Un ulteriore tipo di simbiosi investe la struttura di secondo ordine del Bambino. Si tratta di qualcosa di meno palese, ma

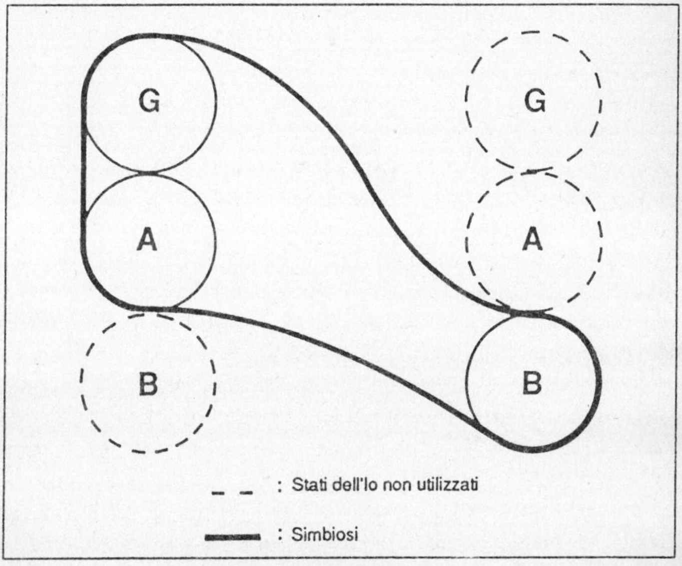

Fig. 7 – Simbiosi complementare.

anche di più complesso, che non la «semplice» simbiosi complementare. Un genitore può inviare al figlio messaggi che significano «Prenditi cura di me». Il bisogno, cui il genitore tenta di rispondere in questo modo, è profondo e inconsapevole, e possiamo identificare come sua origine il «Bambino nel Bambino», o *B1*. Il messaggio è rivolto a un figlio ancor piccolo, viene colto dall'Adulto nel Bambino (il Piccolo Professore) e la risposta viene dal Genitore nel Bambino. Dato che questo dialogo avviene in una fase ancora molto precoce di sviluppo, la convinzione che il figlio si costruisce è: «Devo occuparmi dei bisogni di mia madre per sopravvivere». Da qui la difficoltà a risolvere un simile legame.

La complementarità simbiotica in questo caso è interna allo stato dell'io Bambino. La madre delega al figlio la funzione dell'*A1* (intuizione acuta, preverbale, dei bisogni personali) e del *G1* (elementare funzione del «si deve» o «bisogna che»). Il figlio quindi si «decentra» sulla madre, perdendo il proprio baricentro vitale, l'attenzione alla base somatica dei suoi bisogni (il *B1*).

Svalutazione e ridefinizione

Mentre hanno accettato un coinvolgimento altamente emotivo nella relazione con i loro pazienti, gli Schiff hanno studiato in modo particolare i risvolti cognitivi della simbiosi.

Il loro assunto è che un essere umano è attivo. Un essere attivo usa tutte le sue potenzialità di conoscenza e affronta con capacità di soluzione normalmente adeguate le situazioni problematiche che incontra. In che modo può fallire in questo compito per cui è generalmente attrezzato? Sicuramente, usando male il pensiero. Da qui l'attenzione degli Schiff ai segnali del cattivo uso del pensiero. In particolare la messa a fuoco del concetto di *discount*, o, come si legge nelle versioni italiane, «svalutazione». Cioè l'operazione – inconsapevole – del non vedere ciò che è rilevante per la soluzione di un problema.

Nella costruzione del copione dei giovani psicotici gli Schiff avevano osservato, con stupore, la strategia di diniego che i genitori assumevano di fronte alle evidenti problematiche dei loro bambini; e l'avevano vista ripresa poi dai figli stessi, nei confronti dei loro propri problemi.

Passando da queste pesanti situazioni alle «patologie della vita quotidiana», è capitato a chiunque di accorgersi – dopo! – di non avere visto qualche fatto o qualche aspetto rilevante affinché una situazione trovasse uno sbocco. È ancor più facile rilevare questo comportamento in altri: «Ma come fa a non accorgersi che...» è il commento che più volte ci esce di bocca dopo discussioni o confronti senza esito. Questo comportamento, comune alle grandi e alle piccole patologie, appartiene all'area del nostro inconsapevole legame con vincoli simbiotici che preferiamo non lasciare.

La svalutazione è una lettura scorretta della realtà, scorretta per un'area di mancanza, per un non vedere. Ma è anche un segnale di qualcosa di più profondo. Per capire di cosa si tratti occorre introdurre un altro concetto schiffiano, quello di *sistema di riferimento.*

Il termine «sistema di riferimento» (abbreviato in S.d.R.) non è esclusivo del lessico transazionale. È, piuttosto, un prodotto di alcuni indirizzi di psicologia cognitiva che gli Schiff riprendono e traducono nel contesto del modello berniano. Il termine fa riferimento alla considerazione che il contatto con la realtà non è mai «vergine», ma si verifica sempre attraverso una struttura di significati in cui gli eventi, e i messaggi che ci arrivano dagli altri, risultano comprensibili. Questi significati sono naturalmente appresi, ma, una volta appresi, acquistano una certa stabilità e finiscono per far parte della nostra personalità, come il nostro modo di vedere il mondo. Le parole più importanti, come «buono» e «cattivo», «bello» e «brutto», «posso», «devo» e «voglio», hanno il loro concreto significato per ciascuno di noi all'interno del sistema di riferimento di ciascuno. È questo che rende così diversa per diverse persone l'esperienza degli stessi accadimenti esterni.

Gli Schiff hanno ben rilevato che una terapia riuscita comporta inevitabilmente una modifica, magari una ristrutturazione, del sistema di riferimento della persona; hanno anche notato che gli stessi stati dell'io, Genitore, Adulto e Bambino, si attivano e rispondono agli stimoli esterni sulla base del S.d.R. che una persona ha costruito. Da tutte queste riflessioni risulta la metafora che descrive il S.d.R. «come una pellicola che circonda gli stati dell'io unendoli e fungendo da "filtro" della realtà» (Schiff e altri, 1975, p. 61).

Rimanendo all'interno di questa immagine, possiamo capire come la pellicola e il filtro tendano ad assimilare a sé gli stimoli esterni, cercando in qualche modo di smussarli se la loro configurazione obbligasse, per esempio, a modificare le maglie del filtro. Allo stesso modo possiamo immaginare un filtro elastico, che sa cambiare la propria figura in rapporto al presentarsi degli stimoli. Quest'ultimo caso ci dà l'idea di un organismo che, pur mantenendo la propria identità, sa accettare il cambiamento come legge del proprio permanere; il primo caso esprime in altro modo ciò che gli Schiff intendono per *ridefinizione*. «Il termine indica il meccanismo usato dalle persone per mantenere una visione prestabilita di se stesse, degli altri e del mondo... al fine di portare avanti il proprio copione di vita» (p. 66).

La svalutazione di cui abbiamo parlato rappresenta un segnale, in genere ben visibile, della ridefinizione, cioè degli sforzi che la persona fa per non abbandonare il proprio sistema di riferimento. Proprio perché visibile rappresenta un punto cui può agganciarsi l'intervento del terapeuta, per aiutare la persona a vedere quel che non vede, e a comprendere il senso del suo «non vedere».

Un altro segnale di questo processo interno emerge nella comunicazione, e rappresenta uno degli aspetti più forti di una comunicazione disfunzionale. Ci sono delle transazioni che sembrano costruite apposta perché la persona possa mantenere il proprio sistema di riferimento, qualunque sia lo stimolo che gli viene offerto dal messaggio dell'interlocutore. Si tratta delle transazioni che gli Schiff dicono *tangenziali*, che si verificano «quando lo stimolo e la risposta si indirizzano verso aspetti differenti [della cosa], o verso lo stesso aspetto da punti di vista differenti» (Schiff e altri, 1975, p. 69). Dato il livello molto astratto della definizione, gioverà un esempio.

La moglie dice al marito: «Avrei voglia di uscire stasera. Ti va l'idea?». Marito: «Sono molto stanco». Lo stimolo parla di desiderio di uscire, la risposta è spostata sulla stanchezza. È abbastanza chiaro che chi risponde non vuole assumersi in modo diretto la responsabilità di dire no e lascia che il no emerga, quasi implicitamente, dall'accento posto sulla propria stanchezza. Possiamo supporre che nel S.d.R. del marito ci sia, come elemento rilevante, l'idea che è meglio non dire di no quando si suppone, o meglio si teme, che il no offenda l'altra persona.

Le altre transazioni che rimandano a una ridefinizione soggiacente sono quelle chiamate *bloccanti*: «Quando si evita l'argomento proposto, mostrandosi in disaccordo sulla definizione del problema» (p. 70). Anche qui un esempio ci aiuterà. Supponiamo che io stia scambiando qualche parola con un conoscente e che gli chieda: «Stai bene?», e che la risposta sia «E che cosa significa star bene?». Il tipo di comunicazione da me proposta risulterebbe in effetti bloccato, e si renderebbe necessario un rimando, un passaggio ad altro piano, più astratto, che allontanerebbe la nostra conversazione da ciò di cui si cominciava a parlare.

Costruendo i concetti di transazioni tangenziali e bloccanti il gruppo del Catexis ha messo a fuoco uno strumento importante per l'analisi della «patologia quotidiana» della comunicazione: infatti i concetti in questione, elaborati nell'esperienza terapeutica e «tagliati» quindi su una situazione comunicativa che presenta inevitabilmente resistenze e un certo tasso di patologia, funzionano anche per individuare le confusioni e le difese della conversazione comune. Transazioni tangenziali e bloccanti spostano il discorso da un aspetto a un altro delle questioni, o abbandonano il livello concreto per portarsi a un livello astratto: permettono così alla persona che le usa di non giungere mai a una sia pur provvisoria conclusione. Chiunque, credo, ha fatto qualche volta l'esperienza frustrante di una discussione in cui era impossibile fermare l'interlocutore a un punto preciso, che fosse di accordo o di esplicito disaccordo. Un'analisi delle transazioni scambiate mostrerebbe sicuramente un alto tasso di transazioni del tipo descritto.

Sarà comunque utile l'avviso di non prendere rigidamente alla lettera l'affermazione di patologia delle transazioni tangenziali e bloccanti. La comunicazione non cammina mai unicamente sul filo proposto da uno degli interlocutori; ci si comprende al di là del senso letterale delle parole e le nostre abilità conversazionali riescono a mantenere in un certo alveo le comunicazioni tangenziali che l'altro spesso, forse inevitabilmente, propone. Anche la richiesta di definizione dell'argomento rappresenta talvolta una giusta difesa nei confronti del rischio di accettare implicitamente il quadro di riferimento dell'altro. È piuttosto il tasso di frequenza di questo tipo di transazioni all'interno di una comunicazione a dirci quando si tratta di fisiologia e quando di patologia.

In ogni caso la terapia condotta secondo il modello schiffiano, avendo a che fare con sistemi di riferimento fortemente dannosi per la persona che li ha costruiti, mira a una loro profonda riorganizzazione. Per arrivare a questo obiettivo è inevitabile passare attraverso cambiamenti profondi della struttura del Genitore.

Una forma attenuata della cosiddetta *rigenitorizzazione* è quella che può verificarsi anche nel contesto di una comunità terapeutica ambulatoriale, che offra al paziente la possibilità di entrare totalmente nello stato dell'io Bambino per un certo lasso di tempo, e assicuri la protezione adeguata per una tale situazione (M. Bolten e N. de Jong, 1981).

In ogni caso, là dove il processo di trasformazione del Genitore non si svolge in quelle condizioni di totale adesione a un'altra persona che si realizzava presso gli Schiff, si è preferito per chiarezza assegnargli un nome leggermente diverso, quello di *genitorizzazione*.

In questo modo l'esperienza del Catexis, in sé irripetibile, ha lasciato al mondo dell'Analisi Transazionale due messaggi, che possono essere condivisi e sperimentati.

- Il primo è la fiducia nelle grandi possibilità aperte dalla regressione all'esperienza del Bambino, purché sia accompagnata e sorretta da un Genitore attento e «potente».
- Il secondo è l'attenzione alle varie forme di passività e alla loro importanza se le si inquadra nella cornice delle strategie simbiotiche. In questa prospettiva sarà compito del terapeuta non lasciarle correre, ma assumere nei loro confronti una posizione attiva o, come si usa dire, «confrontarle».

LA RICERCA SUI SENTIMENTI

Berne, come ogni buon terapeuta, conosceva l'importanza delle emozioni. Tuttavia la sua ricerca, rivolta a mettere in luce prima gli stati dell'io, poi le transazioni e i giochi, e infine il copione, ha dedicato relativamente poco spazio al grande tema dei sentimenti. Quando lo ha fatto, ha trattato, com'era nella sua ottica, l'aspetto transazionale dei sentimenti. Ne sono venuti fuori due concetti: quello del *racket* e quello dei *buoni premio*.

Con il primo, ha voluto indicare il ruolo specifico che ha spesso l'espressione dei sentimenti nelle relazioni umane, e cioè l'uso di un sentimento per volgere in una certa direzione la relazione con l'altro. Come avviene quando si usa inconsapevolmente la tristezza e il pianto per ottenere affetto. «Racket» significa «ricatto» e sta appunto a sottolineare il tentativo di manipolazione dell'altro implicito in certe modalità di relazione affettiva. Lo troviamo definito, negli scritti di Berne, come «lo sfruttamento transazionale di sensazioni o sentimenti spiacevoli».

I «buoni premio» (o «bollini») indicano la gestione della propria economia emotiva che spesso le persone fanno. Spesso le persone non «spendono» in modo immediato i loro sentimenti – cioè, non rispondono in modo naturale e proporzionato agli stimoli che li suscitano in loro – ma li trattengono e li accumulano, in modo di spenderli alla fine tutti insieme con una grande scena di rabbia o di dolore. Una simile strategia è all'interno di una logica di copione, alla quale si contrappone la logica dell'autonomia, dove il sentimento si esprime per quello che è, nel momento in cui è vissuto.

È evidente il paragone con i «buoni premio» collegati a questo o quel prodotto, che si debbono accumulare per poterli poi spendere nell'acquisto gratuito di un prodotto-premio. Berne osservava che il consumatore accorto sa che il buono è comunque caricato sul prezzo, e preferisce i prodotti senza premio, dove il prezzo dice semplicemente il valore economico di ciò che si compra. Peccato che oggi la diffusione universale dei buoni-premio, o delle «prove d'acquisto», tolga efficacia alla metafora berniana! Dove trovare un prodotto che non sia collegato a qualche premio o a qualche concorso?

F. English, una fra gli analisti transazionali della prima generazione, ha rivolto la sua attenzione al carattere non genuino dei sentimenti espressi e usati nei racket (English, 1971, 1972). Senza dubbio, la stanza del terapeuta dà l'occasione di osservare, accanto a molte gamme di sentimenti autentici, espressioni di sentimenti che hanno qualcosa di eccessivo, di caricato, di «falso». La stessa insistenza su di un solo sentimento - che sia la tristezza o la collera o altro - al posto della ricca gamma dei sentimenti accessibili alla comune esperienza fa percepire spesso qualcosa di forzato, di non genuino. Spesso è lecito pensare che un sentimento che invade l'esperienza di una persona ne sostituisca un altro che quella stessa persona non ha mai potuto permettersi, di cui forse non è mai stata cosciente. Ci viene il sospetto che quell'individuo così frequentemente arrabbiato copra con la rabbia il dolore; che quell'altro che così facilmente si lamenta e «si piange addosso» non si riconosca il diritto di sentire e tanto meno di esprimere la rabbia e la protesta. È proprio intorno a questi due sentimenti, che sono la risposta di base di fronte alle esperienze negative, che gli esempi vengono più facili.

Se seguiamo a ritroso la storia di una persona seguendo come traccia proprio quella dei sentimenti, ci rendiamo conto che l'«educazione sentimentale» (in senso letterale!) di ciascuno non è poi così semplice. La storia dei sentimenti, nelle sue prime fasi, comprende tre tappe:

1. essere consapevoli di sentire un'emozione;

2. esprimerla (cambiare la mimica facciale, piangere, ridere...);

3. agirla, cioè compiere il gesto a cui l'emozione spinge: abbracciare qualcuno per affetto, colpire qualcuno per collera, e così via.

La distinzione di questi tre momenti non è affatto chiara al bambino piccolo, e viene appresa con la crescita e con l'esempio e l'insegnamento degli adulti. Anzi, nelle prime fasi evolutive, il bambino è consapevole della propria emozione solo in quanto la agisce: sa di essere addolorato solo in quanto piange. L'interazione con l'adulto, se l'adulto è a contatto con le proprie emozioni e non ha pregiudizi al riguardo, conduce il bambino a dare un nome a ciò che sente, a dare a ciò che sente un'espressione congruente, ad agire le emozioni nei limiti di ciò che è accettabile nelle relazioni con gli altri. È chiaro che ci sono su quest'ultimo punto delle regole familiari, ed è bene che ci siano: non sosteniamo una traduzione in atto delle emozioni, che sarebbe asociale e, nella fantasia del bambino, onnipotente. Ma le regole familiari agiscono anche sui primi due punti, e ciò non è altrettanto sano. Per esempio, in una famiglia si può esprimere la tristezza, ma non la rabbia. Ovvero, alle bambine non sono consentiti i sentimenti legati alla sessualità, mentre è permesso esprimere tenerezza, compassione, ammirazione per gli altri. Oppure, ancora, un sentimento viene smentito, in quanto gli si attribuisce un altro nome, come se quel nome solo fosse legittimo: «Non sei triste (o arrabbiato), sei soltanto stanco».

In questo modo, l'espressione di alcuni sentimenti viene colpevolizzata, o addirittura bloccata, mentre altri vengono permessi. Ma noi diventiamo padroni solo di ciò che esprimiamo: anche il primo dei tre momenti, sentire un sentimento, è ostacolato e respinto fuori della consapevolezza se la sua espressione è ripetutamente scoraggiata.

Al contrario, i sentimenti consentiti occupano il campo dell'esperienza e diventano uno strumento per ottenere dagli altri carezze. Un bambino impara presto che sottolineare la propria tristezza può essere un modo per ricevere attenzioni e segnali di affetto. Il sentimento sostitutivo diventa così un racket in quanto è usato come strumento per una relazione vantaggiosa con gli altri.

Naturalmente questo apprendimento maturato in famiglia tende a essere esportato nel sociale. Così, chi ha sperimentato come sentimenti sostitutivi quelli che appartengono all'area del disagio, della tristezza, della confusione, continuerà a esprimerli cercando per questa via i riconoscimenti di cui ha bisogno. Potrà ottenerne in qualche misura grazie alle regole sociali che impongono la cortesia, e a motivo anche del fatto che ci sono comunque persone disposte a esprimere sentimenti sostitutivi complementari.

Chi invece è stato legittimato a coltivare sentimenti di ostilità, agirà il suo *racketeering* dal punto di vista del Bambino cattivo cercando in realtà di ottenere carezze negative che serviranno a potenziare e a dare un senso ai suoi sentimenti di rabbia e aggressione.

Sul versante del Genitore incontriamo chi è allenato a sentimenti della gamma «soccorrevole», ovvero, in un'altra variante, i sentimenti legati al controllo autoritario degli altri e dei loro bisogni. Vedremo persone costantemente impegnate a offrire agli altri aiuti che quelli non cercano, o a occuparsi in modo controllante della loro salute e della loro vita.

È evidentemente possibile l'incontro di persone legate a sentimenti sostitutivi complementari. Il «bisognoso» può incontrare il soccorrevole: la relazione rinforza i sentimenti e i comportamenti di ciascuno, allontanandoli dai sentimenti autentici sempre più nascosti.

Si possono ipotizzare due soluzioni. La prima è quando la sostituzione è talmente forte che la relazione tiene, consolidando sempre più il bisogno reciproco dei due. Oppure, se il sentimento e il bisogno reali non sono così radicalmente sepolti, a un certo punto l'una o l'altra persona esprimerà in qualche modo la sua protesta. Al bisognoso non bastano le carezze «di soccorso» che riceve, ma il partner non è capace di fornirne altre; ovvero, è colui che soccorre a rendersi conto di altri bisogni insoddisfatti.

Sorgeranno in questo caso bruschi rovesciamenti della relazione, in cui il bisognoso rinfaccerà all'altro la sua incapacità a offrire veramente ciò che promette. Ovvero il soccorrevole rimprovererà all'altro la sua eccessiva debolezza, e non risponderà più alle richieste pressanti che gli vengono fatte.

È facile vedere in una sequenza di questo tipo le caratteristiche fondamentali dei giochi psicologici: i ruoli di Vittima e di Salvatore, il trasformarsi dell'uno o dell'altro in Persecutore; a uno sguardo più analitico emergerebbero i passaggi descritti nella *formula G.*

L'indagine sul sentimento sostitutivo si ricongiunge in questo modo alle classiche tematiche berniane. Permette, inoltre, un notevole vantaggio. Berne, come si ricorderà, aveva proposto due diverse definizioni di gioco, una più ampia e una più ristretta. La prima compare già nell'articolo del '58, che consacra l'inizio dell'Analisi Transazionale («Una serie di transazioni, apparentemente razionali, ma con una motivazione nascosta...») e si trova confermata in *A che gioco giochiamo.* In quel testo troviamo infatti dei comportamenti – come quelli di chi gioca a «Gamba di legno», cioè accampa mali reali o presunti per impedirsi di fare ciò che sarebbe in grado di fare – che non presentano il rovesciamento di posizioni necessario perché si tratti davvero di un gioco. Almeno, secondo l'ultima definizione, quella che troviamo in *Ciao!... E poi?*, tradotta nei simboli della «formula G».

Se però vale quest'ultima formula, c'è tutta una serie di relazioni interpersonali nettamente negative che rimangono fuori della denominazione «gioco» e che non sapremmo come considerare.

Il lavoro di F. English permette di annoverarle tra le «relazioni di racket» o, all'inglese, *racketeering*. Si tratta, come abbiamo visto, di relazioni che sorgono sulla base di sentimenti sostitutivi; comportano un inconsapevole sfruttamento dell'altro (l'altro è usato per ottenerne carezze e per poter provare ed esprimere un sentimento di cui «non si può fare a meno»); si strutturano nei ruoli del triangolo drammatico. Non necessariamente diventano giochi, ma rappresentano il terreno più fertile per la nascita dei giochi.

Immaginiamo un caso, non troppo diverso da situazioni reali. Vittorio conosce Cecilia a una cena di amici. Vittorio è un tecnico, capace professionalmente, portato agli aspetti concreti delle cose, ma insicuro e timoroso nel campo dei sentimenti. Cecilia è intelligente e colta; sa parlare bene e si muove a suo agio nel mondo delle emozioni. Purtroppo, vicende della sua storia personale, più una salute non proprio di ferro, alimentano in lei un atteggiamento di rimpianto del passato, un senso di depressione e di bisogno, nonché un'attenzione ipocondriaca verso malattie reali o presunte.

I due si piacciono e si mettono insieme. Nella loro relazione, lei coltiva i sentimenti legati all'essere debole, bisognosa di aiuto e di appoggio. Lui, quelli relativi all'essere forte, capace di soccorrere, apprezzato per queste capacità così «maschili». Le difficoltà cominciano quando diventa chiaro che il bisogno di aiuto è senza fondo, e lei non ne riceve mai abbastanza; quando lui si rende conto che la soddisfazione di aiutare non riempie i suoi desideri di autoaffermazione e comincia a tirarsi indietro di fronte alle richieste, che sente eccessive.

Ciò suscita una serie di litigi; è il momento in cui nella «relazione di racket» emergono i giochi, in cui la Vittima diventa Persecutrice e il Salvatore si sente Vittima, mentre è percepito, per il suo ritrarsi di fronte alle richieste dell'altra, come Persecutore. La relazione perdura nonostante queste continue burrasche, ma il disagio è forte. Le soluzioni possibili? Lasciamole alla creatività del lettore.

Come si lavora terapeuticamente con i sentimenti sostitutivi? Il nocciolo del problema sta nel fatto che per la persona che li prova questi sentimenti hanno tutta l'intensità e l'importanza di quelli autentici, per quanti problemi e disagi suscitino nella relazione con gli altri. Ci vorrà quindi un lavoro molto attento e graduale per far prendere coscienza della disfunzionalità, nel presente, dei sentimenti in questione, per scoprirne la genesi e il significato che *allora* hanno avuto. Al contempo, si tratterà di scoprire le scintille di sentimenti genuini, metterne in luce il valore e aiutarle a crescere. Le tecniche gestaltiche, che sono orientate appunto a portare all'espressione i sentimenti repressi e nascosti, saranno molto utili a questo scopo.

L'INCONTRO CON LA TERAPIA DELLA GESTALT

La terapia della ridecisione

Nei limiti di questo lavoro sono possibili solo alcuni cenni alle basi teoriche della psicoterapia della Gestalt.

F. Perls, che ne è stato il fondatore, appartiene alla schiera degli «eretici» che si sono allontanati dal ceppo freudiano dopo averne fatto parte; appartiene anche a quel vasto gruppo di intellettuali riparati negli Stati Uniti dopo l'avvento al potere del nazismo . Il terminc «Gestalt» significa in tedesco «forma, figura», e fa riferimento a una scuola di psicologia sperimentale dedicatasi allo studio della percezione e poi del pensiero, che rivoluzionò, a partire dagli anni Trenta, il modo di intendere questi due processi cognitivi.

La psicologia associazionistica, tra le più accreditate sino ad allora, tendeva a spiegare ciò che noi percepiamo come il risultato finale di una somma di atomi percettivi. Wertheimer e Kopffka, i due fondatori della psicologia della Gestalt, rovesciano questa prospettiva. Noi percepiamo anzitutto la figura come una totalità; le parti le possiamo percepire solo successivamente con un procedimento di analisi, e talvolta non è nemmeno possibile, dato che le parti cambiano in quanto sono momenti di un'altra figura.

È noto a tutti che, disponendo una serie di punti su di un foglio, noi tendiamo a percepirli come linee e figure, solo che sia possibile rintracciare una minima somiglianza con una disposizione organizzata. Il classico disegno che è possibile percepire o come una coppa o come due profili contrapposti (ma la percezione di una figura rimanda l'altra sullo sfondo, e viceversa!) è la più semplice illustrazione del principio gestaltico.

La riorganizzazione subitanea dei dati di un problema in una «figura» che ne fa apparire la soluzione è ciò che avviene nel pensiero «produttivo» o creativo: così affermano i gestaltisti, allargando il campo di quanto si è potuto riscontrare nella percezione. Il pensiero non si può spiegare in termini di associazioni tra immagini o idee, ma è comunque un'esperienza; gli psicologi della Gestalt ne sottolineano la somiglianza più che la differenza rispetto alla percezione.

Trasferire questi orientamenti nel campo della psicoterapia ha significato per Perls il richiamo costante all'esperienza, l'attenzione alla «presenza» e al «contatto» come agli elementi essenziali dell'esistenza umana. La nevrosi è una fuga dal contatto (contatto con sé, con il momento presente, con gli altri). L'energia che l'organismo possiede può essere impegnata per realizzare il contatto con l'ambiente, o può invece essere trattenuta e incanalata secondo diverse strategie di difesa.

Queste ultime hanno pur sempre un significato per l'organismo, ma tendono comunque a creare un blocco, un irrigidimento – quindi un disagio. L'intervento terapeutico mira a recuperare la presenza a sé e alla completezza della prorpia esperienza; affronta le resistenze per consentire un uso più fluido e soddisfacente dell'energia.

In questa prospettiva il principale strumento terapeutico freudiano, l'interpretazione, non poteva non sembrare quanto mai rischioso, fonte più di intellettualizzazione che di contatto con la reale esperienza del paziente. Non interpretazione, ma comunicazione diretta fra terapeuta e paziente; non interpretazione, ma confronto, a volte anche duro, delle modalità con cui il paziente si difende e si allontana dal contatto con la propria esperienza. E al contempo, invenzione di modalità comunicative, di «esercizi», frequente ricorso a situazioni immaginate. Abituale è nella terapia della Gestalt il dialogo con parti di se stesso, con il proprio sé proiettato in un tempo diverso, con persone significative per il soggetto ma non fisicamente presenti. Attraverso queste tecniche la persona recupera energie bloccate e scopre possibilità cui non pensava.

Tra Analisi Transazionale e terapia della Gestalt ci sono affinità concettuali che vale la pena di ricordare. Anzitutto, la ricerca berniana di una conoscenza intuitiva. In particolare, nel saggio *La natura della diagnosi* (1952), quando Berne contrappone la conoscenza del principiante a quella dell'esperto, descrive quest'ultima sottolineando il primato del tutto sulle parti, della globalità sull'analisi, in un modo prettamente gestaltico. All'altro estremo della sua produzione di scrittore, in *Ciao!... E poi?*, quando parla del dialogo che implicitamente si svolge tra una parte del nostro corpo e noi, Berne riconosce esplicitamente a Perls il merito di aver messo in luce questa forma di comunicazione.

Aggiungiamo a questa affinità concettuale la contiguità spaziale – sia Perls sia Berne hanno lavorato a San Francisco – e vedremo che c'erano tutti gli elementi per un incontro effettivo. Ciò avvenne attraverso il lavoro di Robert Goulding, e poi della coppia Robert e Mary, affiatatissimi coterapeuti in un'infinità di «maratone» di gruppo,[1] in cui hanno messo a punto e ampiamente sperimentato il modello della «terapia ridecisionale».

Che cosa c'è di nuovo in questa terapia rispetto alla teoria e alla pratica berniana? Vediamo di metterne a fuoco i punti principali.

1. Vi è anzitutto un diverso concetto degli stati dell'io, in particolare del Bambino e del Genitore. Il Bambino non è per i Goulding un insieme di stati dell'io chiuso con l'infanzia cronologica delle persone, ma qualcosa che si arricchisce di esperienze e quindi è in certo modo in continua evoluzione. Gli autori portano l'esempio di una donna di cinquant'anni, normalmente capace di guidare bene e tranquillamente, che improvvisamente si lascia prendere dal panico e non è più in grado di guidare quando qualche particolare esterno la riporta all'esperienza di dieci anni prima, quando la sua auto fu investita da un camion. In quest'irruzione della paura il dominio della persona è preso dal Bambino, anche se lo stato dell'io che emerge non

[1] Si intende per «maratona» un periodo intensivo di terapia di gruppo: da due giorni (durata più comune) a un mese.

appartiene all'infanzia, ma a un periodo molto posteriore. A parte quest'esempio, in cui la sua irruzione è piuttosto distruttiva, il Bambino ha un valore anzitutto positivo, poiché indica uno stato dell'io pieno di energia e di risorse, una potenzialità sempre accessibile per cambiare il corso della vita. I Goulding vedono bene che, almeno a una prima lettura, i testi di Berne sottintendono una passività del Bambino nei confronti dei genitori (reali), e ne sottolineano invece l'attività: «Nessuno gli fa niente senza che lui abbia un ruolo nel selezionare ciò che registra e ciò che sente» (Goulding e Goulding, 1979, p. 25).

Analoga è la sottolineatura dell'attività del soggetto nella definizione del Genitore. «Le persone introiettano genitori per tutta la vita, dai genitori reali e da figure importanti nella loro vita, e anche da figure che essi stessi creano... Il processo creativo non ha mai termine» (p. 26).

2. La diversa concezione del Bambino e del Genitore si riflette in alcune importanti modifiche nel modo di intendere il copione. Così com'è formulata in *Ciao!... E poi?*, l'idea berniana è alquanto complessa. I Goulding, per ragioni teoriche e pratiche, opptano per una radicale semplificazione. Nella loro terapia, che si svolge in un breve arco di tempo, lavorano su tre termini: ingiunzione, decisione, racket (vedremo, per quest'ultimo termine, di che si tratta).

Ingiunzione è il messaggio negativo che i genitori trasmettono; o meglio, è il messaggio che emerge nella relazione bambino-genitori; e diciamo così perché il bambino ha non solo un ruolo selettivo, ma anche rielaborativo. «Molte ingiunzioni non sono neanche mai state date! Il bambino fa fantasie, inventa ed equivoca, dandosi così da solo le sue ingiunzioni» (p. 45). Ingiunzione è, quindi, anche il messaggio che il bambino si dà come interpretazione di un evento drammatico intervenuto nella sua vita. «Quando un fratellino muore, il bambino può credere che la propria gelosia verso il fratello ne abbia magicamente causato la morte... Così, sentendosi in colpa, può darsi un'ingiunzione: "Non essere"» (p. 45).

I Goulding propongono una serie di dieci ingiunzioni, versione negativa di altrettanti permessi essenziali per una crescita sana della persona, ma sono i primi a sottolineare che si tratta soprattutto di uno strumento che aiuta il terapeuta a individuare i punti centrali delle difficoltà del paziente, e quindi il luogo su cui agire.

Con le correzioni fatte prima, manteniamo pure l'idea che questi messaggi vengono dal Bambino dei genitori: ciò significa che possono anche essere inconsapevoli, che possono esprimere la stessa difficoltà dei genitori a vivere bene, raccoltasi come un deposito nella cultura familiare.

Nella serie che adesso descriviamo, l'ordine in parte segue un decrescere della severità del messaggio, in parte è in relazione alla crescita del bambino.

- «Non essere» o «Non esistere»: è il messaggio più drammatico, quello dei genitori che rifiutano il figlio, che avrebbero preferito che non ci fosse.
- «Non...»: è il messaggio dei genitori ansiosi, che comunicano anche non verbalmente che qualsiasi azione è rischiosa.
- «Non crescere»: è il messaggio che passa quando i genitori vorrebbero un figlio sempre piccolo, che sarebbe più rassicurante o meglio risponderebbe ai loro bisogni affettivi.
- «Non essere un bambino»: messaggio opposto a quello precedente, viene inviato quando si attribuiscono al bambino compiti e responsabilità assorbenti o sproporzionati (come per esempio occuparsi dei fratellini in un modo che non lascia spazio ai propri bisogni).
- «Non riuscire»: può essere il messaggio di un genitore che, magari senza accorgersene, invidia i risultati del figlio; ovvero di un genitore perfezionista che con le sue continue osservazioni critiche finisce per convincere il figlio che non è bravo e non può avere successo.
- «Non essere importante»: in questo caso viene svalutato il diritto a occupare un proprio spazio, il diritto a un'affermazione sociale.
- «Non entrare in intimità»: è il comportamento del genitore che scoraggia la ricerca di contatto fisico e affettivo da parte del figlio, perché lui stesso ne ha paura.
- «Non essere te stesso»: questo riguarda l'identità sessuale, quando, per un motivo o per l'altro, uno o entrambi i genitori fanno trasparire che avrebbero preferito un maschio piuttosto che una femmina, o viceversa.
- «Non stare bene» o «Non essere sano di mente»: quando i genitori danno carezze prevalentemente all'espressione del malessere, o addirittura offrono modelli di comportamenti folli. Per esempio i figli di un genitore schizofrenico, anche se non è detto che siano psicotici, mostrano difficoltà a distinguere il sano dal malato, proprio perché hanno ricevuto questo tipo di messaggio.
- «Non appartenere»: mentre i Goulding accentuano il messaggio di non appartenenza a un luogo, tipico di certe famiglie che si comportano come se dovessero essere sempre da un'altra parte rispetto a dove sono, a noi sembra importante sottolineare che questo messaggio viene spesso da famiglie scollegate, che non costituiscono un ambiente a cui

faccia piacere di appartenere. I figli sperimenteranno, anche in futuro, difficoltà a far parte di gruppi e strutture.

Gli autori presentano questo come un elenco ragionevole, non tassativo e non esaustivo. Ma, soprattutto, sottolineano che mentre le ingiunzioni sono catalogabili in un numero limitato, quasi illimitate sono le *decisioni* che il bambino può prendere in risposta alle ingiunzioni.

Diamo solo alcuni esempi. Di fronte all'ingiunzione «Non esistere» il bambino può reagire muovendosi nel senso di una di queste due opposte direzioni: «Morirò, e allora sì che mi vorrai bene» (decisione suicidale, nutrita dall'illusione di conquistare, per questa via, l'amore non avuto), oppure: «Te la farò vedere, dovessi morirne» (decisione di sfida e di lotta esasperata, fino al rischio della vita).

All'ingiunzione «Non essere un bambino» il bambino stesso può rispondere decidendo: «Non chiederò mai più niente, farò tutto da solo», o anche «Non mi divertirò mai»; decisioni che, pur non essendo così radicalmente lontane l'una dall'altra, alimentano comportamenti visibilmente diversi.

Opzioni analoghe si aprono di fronte alle altre ingiunzioni. Lo spazio della creatività è grande, nel positivo come nel negativo. È il compito del terapeuta decifrare le decisioni antiche sotto il comportamento della persona adulta.

I racket, o sentimenti spiacevoli

Il termine «racket», letteralmente «ricatto», dedicato all'aspetto transazionale della sfera dei sentimenti, è stato coniato da Berne. In conseguenza della scelta di copione, come si è visto, ci si orienta verso un sentimento negativo preferito (rabbia, tristezza, senso di colpa), che rinforza la scelta di copione e, a sua volta, ne è alimentato. Sul termine racket si è sviluppata nella letterature transazionale una certa confusione, soprattutto per la mescolanza di due aspetti, quello emozionale e quello che esprime un comportamento interpersonale. Berne definiva infatti il racket come «sfruttamento transazionale di un sentimento negativo», ed evidentemente in questa definizione gli elementi sono due.

Anche qui, i Goulding optano per la semplicità: racket è un sentimento negativo. Comunemente, è il sentimento negativo che conclude i giochi. Ma più profondamente, il sentimento negativo è collegato alla decisione di copione, e il suo rapporto con i giochi non fa che metterlo in evidenza. La scelta, inconsapevole, di privilegiare un sentimento negativo, cioè doloroso, tra i molti sentimenti possibili, contribuisce a dargli un carattere «cronico, stereotipato»: da qui anche il nome, alternativo a «racket», di «sentimento parassita».

«Uno degli scopi della terapia Gestalt-A.T. è quello di aiutare il paziente a lasciar perdere i suoi sentimenti parassiti e a sostituirli con sentimenti buoni. Le persone cronicamente ansiose imparano a trasformare la propria ansia in entusiasmo... Le persone cronicamente arrabbiate usano la rabbia per motivarsi ad agire, e poi lasciano perdere la rabbia...» (p. 40).

La terapia Gestalt-A.T., dunque, si misura con i sentimenti. Non è possibile uscire dai sentimenti parassiti se non si ha anzitutto il permesso di esprimerli. Attraversando il sentimento negativo, in un clima di gruppo positivo e accogliente e in cui esiste la disponibilità a emozionarsi, è possibile approdare ai sentimenti genuini, che nutrono il desiderio di vivere.

Le impasses

«L'impasse è un punto in cui si incontrano due o più forze opposte: un blocco» (p. 49).

La teoria delle impasses è la parte in cui i Goulding elaborano in modo più creativo la sintesi tra Analisi Transazionale e Gestalt. La definizione che abbiamo riportato sottintende l'idea dell'energia di un organismo, che può orientarsi verso una meta o infrangersi in situazioni di blocco. Le modalità con cui questi blocchi si realizzano vengono ricondotte alla teoria degli stati dell'io e dei messaggi di copione.

Impasse di primo grado. È un contrasto tra lo stato dell'io Genitore e il Bambino. Il Genitore ha incamerato un messaggio del tipo della controingiunzione: per esempio, quello di lavorare sodo. A un certo punto della vita, una persona si rende conto che questo stile non fa più per lei, e decide di lavorare meno e di concedersi più tempo libero. Il Bambino percepisce la stanchezza o il disagio, l'Adulto decide di cambiare. Ma in realtà, nel modo di usare quel tempo libero cui non era abituato, quest'uomo si affatica come prima nel lavoro, dandosi anche nello sport obiettivi stressanti. Il suo Bambino desidera divertirsi e riposarsi, il Genitore continua a mandare messaggi di impegno; la scelta non è stata veramente efficace, l'energia è divisa in due direzioni.

Impasse di secondo grado. La contraddizione qui è più complessa, in quanto il Bambino che vuole il cambiamento si trova di fronte non la controingiunzione, ma un'ingiunzione che viene dal Bambino del genitore. Possiamo riprendere il caso descritto prima, immaginando che il padre abbia anche mandato in modo più sottile, per esempio col proprio autorevole modello, il messaggio «Non fare il bambino», e che questo si sia concretato nella relativa decisione. La persona, che abbandona uno stile di vita di ossessivo lavoro, potrebbe trovarsi inspiegabilmente depressa, senza sapersi divertire. In realtà il suo Bambino sta lottando con un'ingiunzione che inconsapevolmente ha fatto propria.

Impasse di terzo grado. È il caso di quelle persone che non sono nemmeno consapevoli di vivere un conflitto. Un uomo o una donna possono davvero essere convinti di non avere importanza, che i loro bisogni non contano, e nemmeno sanno immaginare quale potrebbe essere per loro uno stile di vita diverso. Sicuramente all'origine di questo atteggiamento ci sono state delle ingiunzioni, ma non c'è modo di recuperarle, evidentemente perché sono state espresse mediante comunicazioni sottili, non verbali, e la persona che le ha ricevute le ha totalmente dimenticate.

Certo, uno spiraglio è aperto dal fatto che quest'uomo o questa donna vengono in terapia. Ma come trasformare questo spiraglio in una porta aperta verso il cambiamento? Sul piano della teoria, l'impasse è in questo caso tra Bambino Adattato e Bambino Naturale. Il BN è quasi totalmente deenergizzato, e bisognerà attuare uno spostamento dell'energia perché la persona cominci a rendersi conto che c'è in lei più di quel che non credesse.

Tecniche di soluzione delle impasses. Le tecniche gestaltiche con cui si lavora sulle impasses si possono chiamare, nel senso positivo del termine, tecniche teatrali. Non a caso Perls aveva studiato lo psicodramma di Moreno, e pur essendoci nette differenze tra i due indirizzi, la pratica terapeutica della Gestalt ha un debito verso lo psicodramma.

Si tratta di rendere presenti le parti in conflitto, e di farle interpretare dalla stessa persona che sta vivendo l'impasse. La situazione bloccata trova così i suoi sbocchi. Ma è importante individuare bene, nel quadro spesso intricato e confuso che ci si trova davanti, le parti in conflitto.

Nell'impasse di primo grado, i personaggi sono l'accanito lavoratore che vuole non essere più tale, e il padre che gli ha detto di lavorare sodo. Meglio se il paziente ricorda una scena in cui questo messaggio fu dato in modo particolarmente forte. In tal caso è più chiaro che, al di là delle persone anagraficamente esistenti, il confronto è tra due stati dell'io: un Bambino che vuole vivere meglio e un Genitore che fa risuonare il comando paterno.

Nell'impasse di secondo grado occorre recuperare i veri protagonisti, che sono il Bambino del padre e del figlio. Muovere veramente il Bambino significa avere accesso ai sentimenti profondi, magari provati in una scena antica e poi fatti scivolare fuori dalla consapevolezza. Il recupero di particolari concreti di quell'evento (suono della voce dei genitori, immagini visive del luogo) aiuta a calarsi nella situazione emotiva di allora. Nel dialogo tra le due parti, il paziente trova l'energia di scegliere diversamente da come aveva scelto quando si era uniformato all'ingiunzione paterna. Data la profondità dell'impasse, questo passaggio spesso non è facile. Per vincere la sua battaglia, il paziente può chiedere aiuto ad altre parti di sé, parti positive, che si sono sottratte all'ingiunzione, o ad altre figure genitoriali, rappresentate, chissà, da un nonno, o da altri personaggi significativi della sua vita.

Abbiamo visto che nella impasse di terzo grado gli attori in causa sono le due parti del Bambino. Il lavoro andrà avanti impegnando ora l'una ora l'altra in uno scambio di monologhi; ogni parte dirà sempre «io», non si impegnerà in uno scambio diretto con il «tu»(come nella soluzione delle altre impasses). L'obiettivo è da un lato scoprire la parte inesplorata di sé, dall'altro promuovere la consapevolezza del carattere adattato. Alla fine potrà emergere il conflitto nascosto: condizione perché l'energia torni a scorrere, e si profili una scelta.

Un particolare tecnico: il dialogo di cui si è parlato ha bisogno di un minimo di fisicità per essere incisivo. In genere si propone al paziente di cambiare sedia nel momento in cui cambia parte, e di avere davanti una sedia vuota su cui si immagina seduto il «tu» a cui si rivolge. Il movimento fisico rinforza il cambiamento di pensieri e di emozioni da un ruolo all'altro. Evidentemente chi fa questo accetta di entrare in una dimensione fittizia, molto più vicina però alla sua realtà profonda che non la routine quotidiana. Si tratta di saper «giocare», cioè distanziarsi dalla realtà immediata e guardarla da un'altra prospettiva. Non sempre chi entra in terapia è disposto a farlo; ma quando si decide, ha già fatto un grande passo sulla strada del suo cambiamento!

È chiara in tutto quel che precede l'importanza della *ridecisione*. Tutto il lavoro terapeutico mira a renderla possibile, e la soluzione delle impasses ne è il momento chiave.

Anche Berne, suggerendo al paziente l'antitesi del copione, puntava in sostanza a ottenere una nuova decisione. La terapia «A.T. più Gestalt» si colloca quindi in continuità con l'opera di Berne. Con una maggiore coerenza interna, a mio parere, in quanto il tema della ridecisione è centrale in tutto l'impianto teorico; decisione al momento della costruzione del copione, decisione al momento in cui il disagio spinge a cercare il cambiamento, ridecisione nel momento in cui il lavoro terapeutico conduce il cammino del cambiamento alle sue svolte fondamentali.

Due esempi di lavoro clinico

Presa un po' confidenza con l'impianto e gli strumenti della terapia ridecisionale, possiamo seguire da vicino due esempi del lavoro dei Goulding. La registrazione dal vivo delle loro terapie, che fa da base alle trascrizioni riportate nei loro libri, ci permette di farlo da vicino.

Nel primo caso, Robert Goulding (Bob) lavora con un paziente (Troy) che lamenta una persistente emicrania. Val la pena di riportare l'intero passaggio.

Troy: Ho mal di testa.

Bob: Lavorerò io con te. Durante il lavoro, fa' finta che non ci sia nessuna base fisica per il tuo mal di testa. Se il tuo mal di testa non si interrompe o hai altri sintomi, fammelo sapere. Bene, ora sii il tuo mal di testa e descriviti.

T.: Sono grande, mi diffondo. Mi diffondo nella testa di Troy... Nella parte superiore della testa di Troy. Io... è come se, io lo contengo...

B.: Sii te stesso.

T.: Vattene.

B.: Sii il tuo mal di testa.

T.: Non me ne andrò.

B.: Mal di testa, tu hai detto che contieni Troy. Parla più diffusamente di questo.

T.: Ti avvolgo, contengo... è... voglio dire che sono quasi come una carezza.

B.: Io carezzo Troy. Cambia parte.

T.: Ho appena pensato una cosa. Una volta avevo spessissimo mal di testa. Quando ero piccolo. Così potevo non andare a scuola e mia madre mi massaggiava la testa... il mal di testa se n'è andato! (*sorride*). Penso di essermi sentito solo. Bene, mal di testa svanito, non ho bisogno di restare a casa e di essere accarezzato. Quindi non ti invito a tornare! (*ride*).

Che cosa è avvenuto in questo breve brano di terapia? Identificandosi con il proprio sintomo fisico, il mal di testa, e alternando questa identificazione col tornare a essere sé, il paziente rompe la situazione cristallizzata in cui si era chiuso, e accede a un'esperienza infantile: «Quando ero piccolo...». Il mal di testa svela così la sua finalità nascosta, il suo tornaconto di tipo affettivo, il suo essere sostituzione di un bisogno di accudimento. Viene in luce anche l'analogia tra l'oggi e l'allora («penso di essermi sentito solo, qui...»).

A questo punto, il sintomo perde la sua ragion d'essere, il paziente non ne ha più bisogno. Ha percepito che nel gruppo può anche non sentirsi solo. Il sorriso e poi il riso esprimono questa nuova consapevolezza e la nuova emozione.

In termini transazionali il Bambino, guidato dal Genitore protettivo del terapeuta, ha riscoperto il proprio bisogno e ha deciso di riconoscerne il valore ma anche la possibilità di un appagamento diverso, reale (la protezione del terapeuta, la compagnia del gruppo) e non fantastica (il mal di testa come ripetizione di una richiesta muta a una madre che non è più presente).

Naturalmente non sempre la guarigione dal sintomo è così immediata e felice. Altre volte il lavoro deve essere più complesso, e si deve affrontare il problema sotto diverse angolature.

L'abilità di Bob e Mary nel costruire scene immaginarie ma connesse in modo essenziale con il problema del paziente emerge in quest'altra tranche di terapia di una donna depressa con tendenze suicidali (Goulding e Goulding, 1979, pp. 211-212).

Il lavoro si svolge all'interno di un gruppo di terapia della durata di quattro settimane. Nelle prime tre settimane la donna, Nan, partecipa alla vita del gruppo e, mentre i terapeuti riconoscono e valorizzano i piccoli cambiamenti che fa, «lentamente comincia a rilassarsi un po', a ridere un po', e a divertirsi un po'». All'inizio della quarta settimana «chiede aiuto per il lavoro più importante» (cioè cambiare la decisione di base che la porta a essere depressa e a rifiutare la vita).

La prima fase del lavoro sembra piuttosto introduttiva, quasi «di riscaldamento»: si tratta di un dialogo tra la parte di Nan che è convinta di non valere niente (questa parte, com'è comprensibile, non ha difficoltà a parlare) e l'altra parte che sa di valere (e questa parte, invece, incontra molte difficoltà!).

Questo esercizio ha comunque promosso un certo cambiamento, tanto che Nan si mostra disponibile al repentino mutamento di scena che le propongono i terapeuti: immaginare se stessa, appena nata, stesa in una culla di vimini posata sul pavimento. Ancora di più: prendere in braccio se stessa bambina e cullarsi.

Bob: ««Parla con la tua bambina».
Nan: «Ti vorrò bene».
B.: «Ti voglio bene».
N.: «Ti voglio bene, ti voglio veramente bene, oh se ti voglio bene, e mi occuperò di te. Non ti farò mai male, non ti ucciderò mai, sarò buona con te».

Evidentemente la strategia di Bob è di portare la paziente a riempire di energia il proprio Genitore affettivo, sinora praticamente «vuoto». Appena questo avviene, c'è uno sciogliersi del blocco emotivo: «Gli occhi di Nan sono pieni di lacrime, come quelli di molti dei presenti».

Il lavoro prosegue tornando al Bambino (da cui viene la battuta che segue).

Nan: «Ora mi sento diversa. Ho più voglia di vivere di quanta ne abbia mai avuta. Mi sento come alla fine di una lotta, e non mi ci sono mai sentita prima».

Bob: «Bene. Dillo a tua madre. Mettila in quella sedia».

N.:«Mi sento diversa. Sì. Qualunque cosa tu voglia, io non mi ucciderò. Mi sono liberata di te, del tuo non volermi».

B.: «Ora spostati sulla sedia in cui ti sei adattata, e vedi un po' che cosa fai lì».

N.: «Sento che non mi è rimasto nulla qui. Non mi va di morire. Mi sento forte anche qui».

B.: «Io sento che abbiamo finito. E tu?».

N.: «Sì!».

Il gruppo si raccolse intorno a Nan per abbracciarla...

Alcune informazioni ulteriori permettono di cogliere meglio il senso della depressione della paziente, e anche la logica della cura. «Nan aveva avuto una madre molto distruttiva, che lei riteneva avesse voluto la sua morte sin da quando era nata. Se ciò è vero non è importante, purché lei *creda* che sia vero...» (p. 212).

Perché la nuova scelta di vivere e di volersi bene possa affermarsi nella vita quotidiana di Nan, occorre evidentemente qualcosa ancora oltre la scena descritta, pur con la sua alta intensità emotiva e il sostegno offerto dal gruppo. Dato che Nan aveva incorporato un Genitore fortemente negativo, uno stabile cambiamento della sua vita sottintende un radicale mutamento del Genitore.

I Goulding hanno fiducia nelle capacità del paziente, dopo la ridecisione, di scoprire «nuove forme di genitorizzazione tra le sue esperienze presenti». Così Nan «dopo quattro mesi scrisse a Bob praticamente un libro, che illustrava ciò che stava facendo per darsi affetto e occuparsi di sé...».

Il lavoro terapeutico che abbiamo riportato si presta a diverse osservazioni, due soprattutto.

La prima è la funzione del gruppo. Come si è visto, il lavoro si svolge essenzialmente tra il paziente e il terapeuta. Eppure il gruppo è sempre presente. Anzitutto come sfondo: il «campo» della terapia comprende il gruppo, e il vivere la propria esperienza in mezzo agli altri è per il paziente di grande rilevanza emotiva. Inoltre, il gruppo ha una funzione di proposta o di rinforzo di comportamenti positivi, oltre che di occasione per togliere dalla solitudine personale i propri vissuti angoscianti. Infine, il gruppo interviene nella conclusione del lavoro, rinforzando le nuove scelte della persona con un alto sostegno affettivo.

Inutile sottolineare come tutto questo, specialmente per chi ha vissuto una storia di povertà e negatività nelle relazioni fondamentali, rappresenti una potente «esperienza correttiva».

La seconda osservazione riguarda la ridecisione e la stabilizzazione del cambiamento. L'esperienza della ridecisione è un'esperienza di vertice, lo scioglimento di un'estrema tensione; il cambiamento che la terapia si propone è un cambiamento stabile. Nel caso analizzato vediamo che la paziente mantiene col terapeuta della maratona un rapporto epistolare. Mantiene cioè un legame, e questo è sicuramente un potente appoggio per il cambiamento di vita che sta sperimentando.

In altri casi, i Goulding sottolineano che l'evento della ridecisione ha il suo normale seguito in una terapia successiva. Con questo ci fanno intendere che, anche se la loro scelta è di lavorare in terapia in forma breve, tengono nell'adeguata considerazione il valore della durata.

IL COPIONE IN AZIONE

Una prospettiva cognitiva e comportamentale

Lo sviluppo del copione occupa l'intera vita. Il terapeuta si trova a contatto con un momento della vita del paziente, e, in particolare, lo vede per il tempo che durano le sedute. Diventa allora particolarmente importante cogliere i segnali indicatori del copione; e tanto meglio sarà, quanto più questi avranno una durata, per quanto breve, e una struttura, che rimandino a quel carattere «drammatico» che abbiamo individuato nel copione. Costruendo il *minicopione* Kahler e Capers ci offrono un modello che può essere usato in questa direzione (vedi figura 8).

Non è raro osservare nei gruppi di terapia delle brevi sequenze di comportamento attraverso cui una persona si conduce a una conclusione negativa su di sé e a un sentimento di tristezza e di inutilità. Non appartengono al genere dei giochi, perché qui la partecipazione degli altri è poco rilevante. Un chiaro esempio, che ha stimolato la ricerca di Kahler, è proprio la sequenza riportata in queste pagine e che ha per protagonista la signora Sayers. Abbiamo visto una persona concludere nel silenzio e nell'autosvalutazione un tentativo, inefficace e mal condotto, di inserirsi nella relazione con gli altri. L'impressione di chi legge e immagina la scena è che «l'abbia fatto apposta» e che ci troviamo di fronte a una specie di sabotaggio contro se stessa.

Com'è che la gente mette in moto comportamenti di questo tipo? E che cosa li motiva? Qual è la relazione tra ciò che si vede e ciò che possiamo supporre avvenga dentro di loro?

La risposta a queste domande sta nei messaggi che costituiscono il copione: ingiunzioni e controingiunzioni. La sequenza di comportamento finisce nell'insuccesso in quanto la persona si incontra con l'ingiunzione, e la segue; mentre si era messa in moto a partire da uno dei messaggi di controcopione. Che sono messaggi dedicati a quel che si deve fare, secondo quel che è corretto e socialmente accettabile. Secondo la teoria del copione provengono dal Genitore di padre e madre e vanno al Genitore del figlio, aiutandolo a costruirsi.

I comportamenti osservati, quindi, ripetono in breve la struttura del copione. Ma per poter usare questa scoperta nella terapia occorre un passo in più: individuare alcuni tipi base nella folla dei messaggi di controcopione. Con un'attenta indagine clinica, esaminando moltissime registrazioni di terapie, addirittura migliaia, stando alle sue parole, Kahler ha individuato cinque gruppi di comportamenti e quindi cinque categorie di messaggi, dando loro dei nomi nel linguaggio familiare tipico della Analisi Transazionale.

- «Sii perfetto»: descrive la persona rigida, che ha sempre bisogno di fare e dire le cose alla perfezione, che non sopporta né grandi né piccole manchevolezze; che è spesso in difficoltà proprio perché le situazioni – e lui stesso – non sono mai all'altezza della perfezione desiderata.
- «Sforzati»: è la persona per cui sembra più importante l'impegno di energie, lo sforzo, che non il raggiungimento felice dell'obiettivo; anzi, l'obiettivo è spesso mancato, per cui occorre ripetere e riprovare. In ogni caso, con un grande impiego di energie.
- «Compiaci»: descrive la persona per cui è importante soddisfare i desideri degli altri prima ancora dei propri, e quindi essere disponibile, attenta a quello che desiderano gli altri, possibilmente mai in disaccordo.

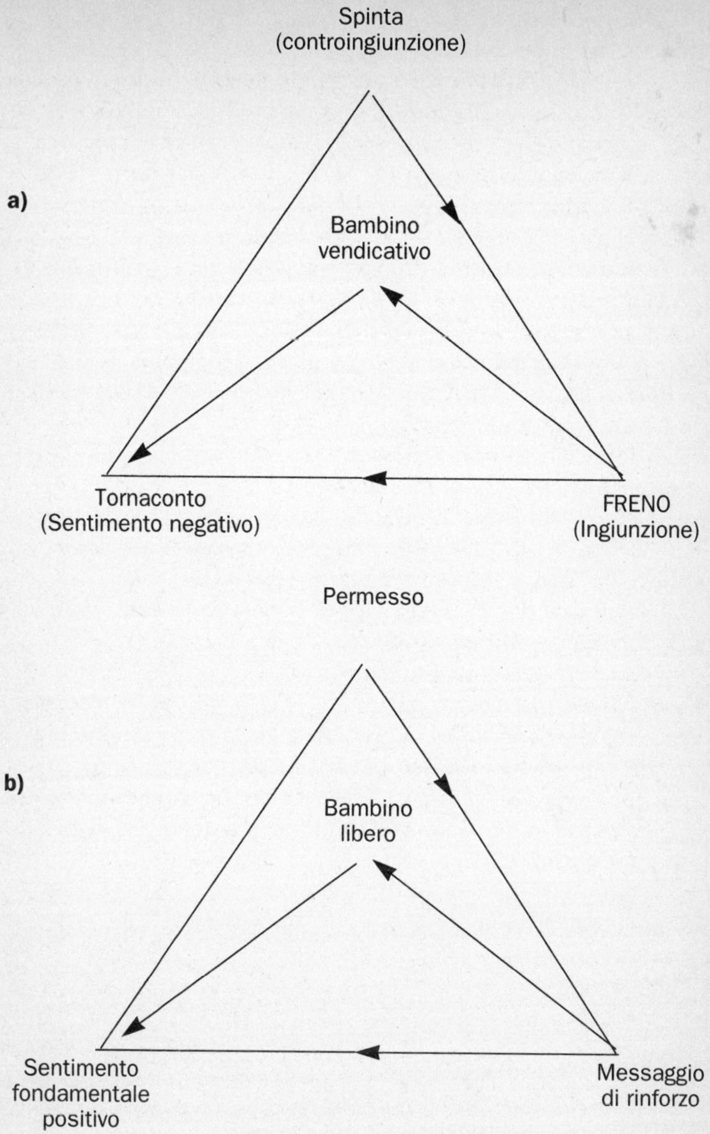

Fig. 8 – a) Il minicopione non OK.
b) Il minicopione OK.

• «Sbrigati»: è la persona che ha sempre fretta, che ha poco tempo per le cose che deve fare, che non è in grado di fermarsi su ciò che sta vivendo in quel momento perché il tempo le sembra poco e perché è già, con la mente, in ciò che farà dopo.

• «Sii forte»: descrive la persona che controlla duramente i propri sentimenti, specialmente quelli teneri o supposti «deboli».

Il lettore può immaginare come si comporterà in un gruppo o in una relazione a tu per tu una persona che si ritrovi in uno o l'altro dei messaggi descritti. Potrà immaginare il tagliar corto, l'insistere sul tempo di chi vive lo «Sbrigati», la gentilezza, la disponibilità a far piaceri, l'attenzione a non disturbare, di chi segue il «Compiaci», e così via. Immaginarsi queste situazioni è utile, in quanto la comprensione di questi messaggi serve proprio a individuare brevi sequenze di comportamento molto frequenti nella vita vissuta.

Espressi in forma imperativa, i messaggi di controcopione richiamano alla mente un genitore che parla: il genitore reale, senza dubbio, ma, sulla scia di quello, il Genitore interno. E infatti, che siano coscienti o piuttosto, come nella massima parte dei casi, inconsapevoli, questi messaggi dicono a ciascuno come si deve comportare.

È possibile anche comprenderli in un'altra prospettiva, a partire dal bisogno profondo che ciascuno ha di essere e sentirsi OK. Se la consapevolezza del proprio essere OK è abbastanza tranquilla, ciascuno potrà esprimere le proprie risorse, modalità comunicative, comportamenti, così come vengono dalla propria personalità. Ma se c'è un dislivello tra il come ci si sente e l'aspirazione a essere OK, inevitabilmente si metteranno in atto comportamenti del tipo di quelli che abbiamo descritto e che si richiamano all'uno o all'altro dei messaggi. Una posizione personale di questo tipo si potrà definire come « Io sono OK se...»; se sono compiacente, o se sono forte, o se mi sbrigo, e così via. Giustamente i messaggi, in questa prospettiva, appaiono come le guide della condotta, proprio come dice la parola originaria: *drivers.*

Chi ha conoscenza di approcci psicologici diversi riconoscerà facilmente nei *comportamenti di spinta* l'espressione di una difesa; da un punto di vista bioenergetico si potrà vederli come vari aspetti di una corazza caratteriale con cui l'individuo si protegge, limitando le proprie energie vitali, da esperienze immaginate come troppo pericolose.

Nel modello del minicopione la persona sceglie, sotto l'esigenza di sentirsi OK, questo o quel comportamento di spinta. Per esempio, la signora Sayers si dà da fare per ottenere comunque attenzione dal gruppo, anche dopo che il discorso si è spostato da lei a un altro partecipante. Ma la spinta copre una più profonda ingiunzione di non avere successo (e anche di non entrare in intimità), e questa emerge nella forma di un insuccesso sociale, in questo caso piccolo, che la persona vive con un senso di frustrazione e di solitudine. Abbiamo visto così una struttura di comportamento in tre momenti: 1) la spinta; 2) l'insuccesso (il *freno*, nel linguaggio di Kahler); 3) la conclusione negativa con il suo vissuto doloroso (il tornaconto).

Altre volte, tra il freno e la conclusione c'è una variazione aggressiva: chi sta vivendo il minicopione passa a dare in qualche modo la colpa agli altri, entrando nello stato dell'io Bambino (Bambino Vendicativo, dice Kahler). Questa reazione non offre però la *okeyness* desiderata, e non allontana il tornaconto finale.

Ci si può chiedere che cosa succede dopo il tornaconto del minicopione. Il tornaconto è un momento di evidente, conclamata posizione non OK. Come tale, difficilmente viene tenuta a lungo: chi la vive cercherà di uscirne verso la posizione «Io sono OK se...» che gli è familiare. Tenderà cioè a portarsi nei suoi comportamenti di spinta, che possono anche permettere una certa gestione di sé e delle relazioni sociali; salvo esporlo a ripetere con più o meno frequenza l'esperienza del minicopione.

Così la persona legata al «Compiaci» potrà trovarsi oberata da impegni presi per gli altri, o svuotata dalla sensazione di non sapere più quali sono i *suoi* veri bisogni. Chi vive il «Sii perfetto», nel senso della dedizione a un lavoro tenuto ad alto livello di perfezione, può a un certo punto non essere all'altezza delle sue stesse esigenze e commettere un errore ai suoi occhi imperdonabile. E così via.

Che fare, allora? Il minicopione è uno strumento cognitivo: servendosene come di un modello di lettura del comportamento il terapeuta lo può usare, rivolgendosi all'Adulto del paziente, per far prendere meglio coscienza di qual è la logica interna alle proprie difficoltà e far scoccare l'intuizione di possibilità diverse. Di queste possibilità si può anche offrire un'immagine concreta attraverso il minicopione positivo.

Il triangolo del minicopione, trasformato in positivo, avrà dei vertici diversi. Nel primo, al posto della *spinta* avrà un *permesso*: nel secondo, al posto del *freno* ci sarà un *rinforzo*; nel terzo, al posto del *tornaconto* si troverà il sentimento positivo fondamentale, il *sentirsi OK*.

In concreto, una volta messa in luce la spinta, si potrà lavorare col paziente sul permesso, che ne rappresenta l'antitesi. Antitesi del «Sii perfetto» sarà «è bene avere i propri limiti», «è utile anche sbagliare»; antitesi del «Compiaci» sarà «è bene ascoltare i tuoi bisogni», «il tuo valore non dipende dal consenso degli altri». Il messaggio antitetico allo «Sbrigati» sarà «è OK prenderti il tuo tempo»; per lo «Sforzati» sarà «puoi fare una singola cosa, e farla bene»; per il «Sii forte», «anche tu puoi provare dei sentimenti», «anche tu hai la tua parte tenera». Questi sono, in sintesi, i permessi fondamentali: è chiaro che il terapeuta mirerà ad articolarli nella situazione concreta in cui la persona vive i suoi *drivers*, e troverà le strategie appropriate per aggirare le prevedibili resistenze.

I messaggi di permesso correggono gli effetti delle controingiunzioni. Ma ci vuole anche un messaggio (Capers lo chiama *rinforzo*) che si rivolge all'ingiunzione, quella che fa fallire il risultato dell'azione, trovando i messaggi adatti perché il paziente sperimenti la possibilità di disobbedirle.

Una volta sgombrata la strada in questo modo, emergerà naturalmente il sentimento positivo dell'essere OK: al posto del tornaconto ci sarà un «evviva».

Si tratta, in tutto questo lavoro, di far leva sulle risorse adulte del paziente; e ciò viene sottolineato dal fatto che si elaborano insieme le formulazioni più adatte del permesso e del rinforzo. Tuttavia l'esperienza del minicopione (negativo) ha spesso delle fasi di intensa emozione, che permettono di scendere in profondità verso le origini del copione, e quindi di uscire dai limiti di un lavoro terapeutico centrato sul binomio «conoscenza-comportamento».

Il termine «racket», che abbiamo visto contenere sia un significato affettivo sia uno di comportamento, rappresenta il filo conduttore per un importante lavoro di approfondimento e di sintesi compiuto da R. Erskin e M. Zalcman (Erskin e Zalcman, 1975).

Chiameremo sistema-ricatto, con traduzione letterale, l'oggetto del loro lavoro. In realtà la ricerca condotta dai due psicoterapeuti americani risponde a una domanda centrale: come si collega alle origini del copione il comportamento che oggi una persona presenta? Il che vuole anche dire: con quali strumenti di analisi possiamo cogliere il copione in azione? Il nucleo della risposta di Erskine e Zalcman si colloca nel filone dell'integrazione gestaltica dell'Analisi Transazionale, che abbiamo già visto nel lavoro dei Goulding.

Come sappiamo, nella teoria della Gestalt in un dato momento l'organismo esprime un bisogno – fisico, affettivo, cognitivo – che, se soddisfatto, si ritrarrà dalla scena per lasciare lo spazio all'espressione di altri bisogni, che emergono proprio in virtù della soddisfazione del primo. In questo modo una figura, o *gestalt*, si chiude, e lascia spazio alle altre *gestalt*. Al contrario, una *gestalt* lasciata aperta, cioè un bisogno non soddisfatto, ferma il ritmo dell'esperienza bloccando su di sé l'energia. L'origine del copione è da leggersi in questa cornice.

Il bambino, nella sua prima fase evolutiva, esprime dei bisogni di crescita e di relazione che non sempre trovano nell'ambiente una risposta adeguata. Talvolta vengono ignorati, o svalutati, o repressi. Ciò corrisponde a quanto si dice, nell'impostazione berniana, intorno alle ingiunzioni e in genere ai messaggi sfavorevoli che il bambino riceve durante la strutturazione del copione.

Alla crisi del proprio bisogno vitale, il bambino reagirà con una forte risposta emotiva: dolore, rabbia, un misto di entrambi. Nel contesto sfavorevole ipotizzato, la reazione emotiva non cambierà le cose, non modificherà in modo positivo la relazione con le persone che circondano il bambino. Il suo passo ulteriore sarà allora una decisione, quale per esempio «mi ritirerò in me stesso», «non chiederò», «non mi fiderò degli altri»; una decisione concreta, che si traduce subito in comportamento, e che possiamo considerare il nucleo del copione. Sulla base di questa decisione, le emozioni «naturali» che rappresentavano la prima risposta alla frustrazione del bisogno verranno cancellate, o comunque respinte fuori dalla consapevolezza.

Al tempo stesso, il bambino tenterà di dare un senso alla propria esperienza trovandone una ragione: cioè costruendosi un'idea di sé e degli altri che spieghi quanto gli succede.

Quest'insieme, formato dall'immagine di sé e degli altri, dalla decisione di base, dalle emozioni represse perché non coerenti con la decisione, rappresenta un modello di comportamento e di relazione con gli altri che guida il bambino nella crescita.

Questa «guida» non potrà essere felice per due motivi. Anzitutto, la chiusura ottenuta in questo modo al bisogno insoddisfatto non è mai completa e adeguata: si può vedere la struttura che il bambino ha costruito come una soluzione di compromesso che non risponde mai per davvero ai bisogni naturali che aveva tentato di esprimere. In secondo luogo, essendo un modello limitante, seleziona in modo restrittivo le esperienze e riduce lo spazio di vita e di espressione della persona. Ciò che ne risulta è, comunque, la manifestazione concreta e quotidiana del copione.

Siamo così al momento presente, a quello che gli altri possono vedere nel comportamento di una persona, e a quel che essa stessa, più o meno chiaramente consapevole del proprio disagio, coglie nella propria vita. Siamo così alle *manifestazioni del ricatto,* come gli autori le chiamano. Esse includono non solo i comportamenti comunicativi, quali le transazioni e i giochi, ma anche ciò che avviene nella scena interiore, e che solo il soggetto conosce: sensazioni fisiche, sentimenti, fantasie su di sé, sugli altri, sul futuro (vedi figura 9).

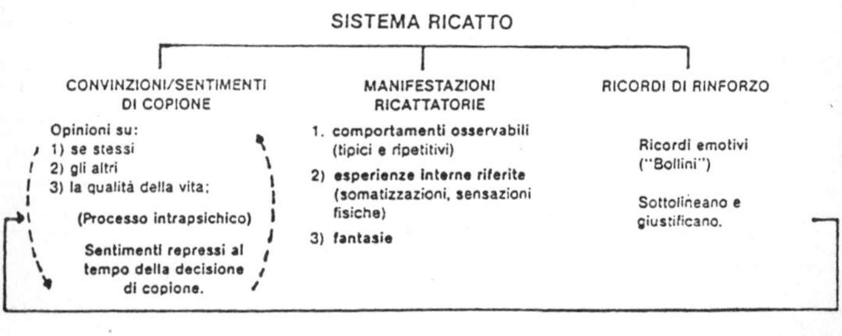
SISTEMA RICATTO
CONVINZIONI/SENTIMENTI DI COPIONE
Opinioni su:
1) se stessi
2) gli altri
3) la qualità della vita;
(Processo intrapsichico)
Sentimenti repressi al tempo della decisione di copione.
MANIFESTAZIONI RICATTATORIE
1. comportamenti osservabili (tipici e ripetitivi)
2) esperienze interne riferite (somatizzazioni, sensazioni fisiche)
3) fantasie
RICORDI DI RINFORZO
Ricordi emotivi ("Bollini")
Sottolineano e giustificano.

Fig. 9 – Il sistema ricatto.

Questi vari aspetti sono connessi e si rafforzano reciprocamente. Un irrigidimento dei muscoli delle spalle e del collo determina sensazioni fisiche dolorose che vanno a pesare sull'immagine negativa di sé. La fantasia di non piacere, di non essere simpatico, conduce a svalorizzare gli apprezzamenti e gli attestati di simpatia ricevuti, rendendo l'immagine copionale di sé impermeabile all'esperienza. Le fantasie di non riuscire a realizzare i compiti che abbiamo davanti tendono a trasformare in realtà cio che si teme e fanno da cemento per la costruzione dell'idea negativa di sé.

Le manifestazioni del ricatto costituiscono l'esperienza del presente. Ma tra l'*oggi* e l'*allora* della scelta di copione è passato del tempo, sono avvenute molte cose. Cose ed eventi molto spesso influenzati dalle decisione di copione e delle idee relative, e, in questa chiave, non positivi per la persona.

In ogni caso la persona tenderà a mettere in evidenza nella memoria ciò che più è coerente con l'immagine di sé che si è costruita, e a «dimenticare» ciò che la contraddirrebbe. Tipico per esempio è il modo in cui si rinforzano le fobie. «Già altre volte sono uscito di casa da solo e poi mi sono sentito male: come potete pretendere che ci riprovi?».

I *ricordi di rinforzo* alimentano l'idea di sé e la scelta che sta alla radice, e fanno da base al comportamento presente. Attraverso la memoria la persona si convice dell'impossibilità di stare diversamente da come sta, di agire diversamente da come agisce. In termini transazionali, si sfruttano delle contaminazioni in cui si formulano, su di sé e sugli altri, dei giudizi che si ritengono realistici, ma che riflettono invece paure e modi di pensare del Bambino o influenze genitoriali.

C'è, in conclusione, un circolo che si autoalimenta e che costituisce il dramma del paziente. Se il terapeuta ha in mente la logica di questo circolo, ha a disposizione diverse scelte.

Può lavorare sul sintomo presente, promuovendone una più chiara consapevolezza, e quindi un miglior dominio. Può, usando tecniche gestaltiche o tecniche di terapia bioenergetica, permettere una diversa espressione all'energia che è compressa nel sintomo. Può anche condurre a riconoscerne l'origine, aiutare la presa di coscienza delle scelte fatte dal Bambino; può facilitare un'esperienza regressiva, in cui il Bambino può esprimere i suoi veri bisogni e reagire emotivamente al vuoto di risposte che aveva incontrato. Può, infine, lavorare sui ricordi di rinforzo, mostrando che il passato è stato quello che è stato perché già su quello agivano le scelte di copione, e che il passato non condiziona il presente in modo necessario. Oggi, e proprio oggi, è possibile agire per modificare le proprie scelte di vita.

Ridisegnare, durante la seduta, lo stesso circolo che si autoalimenta, usando lo stesso modello presentato in queste pagine, è spesso un ottimo strumento terapeutico in quanto permette l'intuizione che svela l'inganno della patologia nevrotica.

I meriti del lavoro di Erskine e Zalcman sono di grande rilievo. Proviamo a ripercorrerli.

1. Si riporta a pieno titolo dentro l'Analisi Transizionale la dimensione intrapsichica. Sicuramente questa non è mai stata esclusa: l'analisi strutturale, il lavoro sugli stati dell'io, sono anche intrapsichici. Ma una sottolineatura troppo forte dell'aspetto transazionale potrebbe condurre, e qualche volta ha condotto, a esiti di questo genere.

2. Non solo il terapeuta può operare su diversi momenti della problematica del paziente, inquadrati in una prospettiva organica, ma può integrare in una visione unitaria diverse modalità di intervento. Queste vanno dal piano cognitivo (favorire nel paziente la comprensione del copione e del nesso tra il sintomo e il copione), a quello emotivo (liberazione delle emozioni represse tramite la scelta del copione), a quello corporeo, (mobilitare i blocchi a livello somatico, favorendo a livello fisico ed emotivo una più libera espressione di sé), a quello comportamentale (il paziente può scegliere i «contratti» che facilitino la rottura degli schemi che lo limitano).

Il modello del sistema-ricatto potenzia una caratteristica che l'Analisi Transazionale possiede da sempre, di essere cioè una strategia terapeutica decisamente attiva; in cui la pluralità di interventi terapeutici possibili è sostenuta da una visione teorica coerente.

Capitolo 5

La pratica dell'analisi transazionale

IL CONTRATTO

In quest'ultimo capitolo raccoglieremo dati e concetti, utili a comprendere come si usa oggi l'Analisi Transazionale, che non hanno trovato spazio nelle pagine precedenti, dedicate a delineare lo sviluppo delle idee e dei metodi degli autori più importanti.

Cominceremo con un elemento che è tipico dell'Analisi Transazionale, sia nella clinica sia negli altri campi di applicazione: il contratto.

Si intende per contratto l'accordo sugli obiettivi e sulle modalità del lavoro che terapeuta e cliente intendono intraprendere. Ci sono due elementi importanti dell'insieme teorico transazionale che contribuiscono a mettere in luce il valore centrale di quest'accordo. Uno è il ruolo dell'Adulto, l'altro è la relazione «io +, tu +».

La terapia berniana si propone di aiutare il paziente a recuperare per il suo Adulto l'energia che si trova «legata» in qualche area del Bambino o del Genitore. La messa a punto di un contratto di lavoro è un richiamo a capacità che sono dell'Adulto: coscienza della propria responsabilità, capacità di prospettiva nel futuro, capacità di impegno.

Come abbiamo visto, la posizione «io sono OK, tu sei OK» è la posizione più fertile per sé e per l'altro. L'accordo sugli obiettivi e sulle modalità di un lavoro da fare insieme è un buon esempio di una posizione di questo tipo: infatti ciascuno riconosce a sé una certa capacità e un certo potere – pur essendo il paziente nella posizione di chi chiede un aiuto – e analogamente la riconosce all'altro. Ognuno è consapevole che il lavoro si potrà fare solo a queste condizioni.

Da quando Berne parlò del contratto in *Principi di psicoterapia di gruppo* a oggi, sono stati messi in luce diversi aspetti che rendono importante l'attenzione alla fase contrattuale.

Li vediamo in sintesi.

1. Lavorare sul contratto significa concentrare le energie sull'obiettivo, piuttosto che sul problema. Questa è una buona premessa per un risultato positivo, in quanto è un rovesciamento di prospettiva per il paziente, generalmente concentrato sulle proprie difficoltà piuttosto che sulle proprie risorse.

2. Il contratto è anche un'occasione per confrontare i due sistemi di riferimento, quello del terapeuta e quello del paziente. Questo tanto più, quanto più è buona norma nella fase contrattuale non contentarsi di formulazioni generiche, ma chiedere che cosa significano per l'interlocutore le parole astratte o di routine. Che cosa intende propriamente la persona che sta di fronte a me per «star bene», per «salute», per «buone relazioni con gli altri»? Un buon passo avanti si fa se queste parole vengono riempite con alcune indicazioni di carattere concreto e sperimentabile. Più che la meta, queste ultime si possono considerare come il segnale del momento in cui la meta vera e propria – il cambiamento in positivo della propria vita – sarà stata raggiunta.

3. Il contratto è anche una protezione per il terapeuta, in quanto lo rende più consapevole dei limiti che il paziente può aver deciso di mettere al suo coinvolgimento e alla profondità del lavoro. In tal caso il terapeuta sbaglierebbe, rischiando di urtare il cliente, se volesse andasse oltre quel limite.

4. A vantaggio di chi, propriamente, il paziente viene in terapia? La domanda può sembrare oziosa, ma non lo è. Non di rado le persone vicine al paziente lo spingono perché faccia terapia; ovvero il paziente, proprio per il suo copione, dà più importanza al disagio che i suoi problemi arrecano agli altri, che non alla propria sofferenza. Ma una terapia è efficace nella misura in cui la motivazione è personale. La riflessione sugli obiettivi è un buon momento per chiarire questo punto. O per concludere che forse non è il caso di iniziare una terapia, o per cominciare a costruire dentro di sé una diversa scala di priorità.

5. Un aspetto abbastanza comune della terapia transazionale, che non coincide col contratto di terapia in quanto tale, ma che meglio si spiega in quel contesto, è l'uso di concordare col paziente dei contratti più limitati, relativi al che cosa fare nel tempo della terapia o nel tempo della propria vita quotidiana. Riguardano dei punti su cui è importante mettere in moto un cambiamento, e su cui la persona tende, invece, a scivolare via. Così, per esempio: «parlare di sé una volta almeno per ogni incontro del gruppo, per un mese»; «usare parole semplici, che possa capire anche un bambino di otto anni», ecc. Una persona che dedica poca attenzione a sé potrebbe stabilire il contratto di comperarsi un abito nuovo o di vedere un film una volta alla settimana, o di prepararsi con più cura la cena, e così via.

6. Anche i contratti, naturalmente, non vanno esenti da equivoci, e il terapeuta dovrà farci attenzione. I *driver* analizzati da T. Kahler hanno un ottimo campo d'azione quando si parla di contratto. Ci può essere il paziente che precisa il suo contratto per compiacere il terapeuta, o perché ha letto dei libri di A.T. e sa che si deve fare così; o che si sforza di mettere a punto un «bel» contratto. Le formulazioni complicate o esitanti segnalano che non c'è un vero impegno Adulto in quel che si dice.

D'altronde anche il terapeuta deve guardarsi dal perfezionismo e da una visione un po' magica del contratto. Esagerando un po', si potrebbe dire che per fare un buon contratto un paziente dovrebbe esser già guarito. Gli obiettivi di un primo contratto di terapia rispecchiano il livello di chiarezza che la persona possiede, e sarebbe illusorio pretendere di più. Sarà proprio il lavoro terapeutico a far comprendere meglio che cosa si vuole, a permettere di precisare la propria meta o ad accorgersi che quella non era tutto, e che se ne sta profilando un'altra. Ciò significa che l'iniziale contratto di terapia può modificarsi strada facendo, e che bisogni ignorati possono emergere, traducendosi in altri obiettivi.

I CAMPI DI APPLICAZIONE DELL'ANALISI TRANSAZIONALE

L'A.T. nelle organizzazioni e nel counseling

Abbiamo parlato dell'Analisi Transazionale soprattutto dal punto di vista clinico. Berne era un medico e costruendo la sua teoria pensava essenzialmente ai pazienti; erano in gran parte psicoterapeuti quelli che hanno portato avanti, innovandolo, il suo lavoro.

Rimane vero che i concetti dell'Analisi Transazionale si prestano bene a un uso più largo che non quello della psicoterapia. In effetti, adatti a descrivere e spiegare le situazioni problematiche o patologiche, si mostrano altrettanto efficaci a suggerirci come le cose potrebbero andare bene, dentro noi stessi e nelle relazioni con gli altri. Ci parlano, per esempio, della legittimità di tutti gli stati dell'io, dell'opportunità di una loro integrazione pur nella distinzione; dandoci un modello della comunicazione disfunzionale, i giochi, ci prospettano al contempo le condizioni per una comunicazione sana; ci suggeriscono la possibilità di una relazione con gli altri ispirata all'«io sono OK, tu sei OK»; gettano qualche luce su sentimenti genuini e «ricattatori».

Qualsiasi organizzazione ha esigenza di comunicazioni corrette, funzionali, al proprio interno; ha bisogno che chi vi lavora sia capace di conoscere le proprie potenzialità (non solo intellettuali!) e di usarle. Sappiamo ormai che le organizzazioni incontrano spesso difficoltà che non sono riconducibili a problemi economici o di pura competenza. Per non parlare del punto di vista di chi nelle organizzazioni lavora, e che si trova sicuramente meglio in un clima di relazioni costruttive piuttosto che in una situazione imprecisa e confusa, o di conflittualità distruttiva. E il termine organizzazione comprende, va sottolineato, sia le aziende, sia le strutture che forniscono servizi (scuole, ospedali, ecc.).

È logico quindi che l'Analisi Transazionale abbia trovato un suo spazio negli interventi di consulenza e di formazione, soprattutto per quel che riguarda la comunicazione, la gestione delle risorse umane, l'analisi della cultura organizzativa.

Ma ci sono anche delle diversità da non dimenticare, tra l'uso organizzativo e quello clinico dell'Analisi Transazionale. Il transazionalista in veste di consulente può aiutare a cogliere quali sono, in un'organizzazione, gli stati dell'io usati e permessi, e quelli che non hanno diritto di cittadinanza; può mettere in luce i giochi più abituali; può lavorare sulla strutturazione del tempo; può indagare sul copione dell'organizzazione, cioè su alcuni aspetti salienti della sua cultura.

Tutto questo si svolge all'interno di un contratto, a volte implicito, meglio se esplicito, tra il consulente e i suoi clienti. E cioè che si lavorerà su ciò che si vede, sui comportamenti e sulle comunicazioni. All'esperienza soggettiva si può accedere in qualche misura, nei limiti di ciò che serve all'intervento e col consenso degli interessati (pensiamo ai colloqui e alle interviste). Mentre nel caso del lavoro clinico, sua caratteristica e condizione di successo è la disponibilità del paziente a lavorare su qualsiasi aspetto della propria esperienza.

Riportandoci alla distinzione berniana tra i quattro modi in cui è possibile la diagnosi degli stati dell'io (comportamentale, sociale, storica e fenomenologica) si può dire che nel contesto organizzativo sono praticabili le prime due diagnosi, non le ultime due. E se teniamo conto di quant'è importante lavorare sul livello definito dalla «storia» e dalla «fenomenologia», si può misurare quanto sia diverso l'uso dell'Analisi Transazionale nell'uno e nell'altro contesto.

Fra il terreno della psicoterapia e quello dell'organizzazione c'è spazio anche per il campo delle relazioni educative e del counseling. L'aula scolastica è sicuramente un luogo di comunicazione dove possono avvenire molte cose nel senso della comunicazione buona e di quella cattiva, di ciò che aiuta la crescita della persona e di ciò che la ostacola. L'insegnante, come comunicatore, si può giovare molto della conoscenza e della pratica dell'Analisi Transazionale. Più ancora, i concetti transazionali possono diventare patrimonio comune tra insegnante e allievi, strumento utilizzabile per studiare e comprendere ciò che avviene nell'aula, e anche mezzo per una migliore comprensione di sé da parte di personalità che stanno cercando la propria fisionomia adulta. Aiutare a sviluppare le potenzialità positive rientra sicuramente nella funzione di un insegnante: perché non farlo attraverso la conoscenza e l'uso dell'A.T.? Eppure anche in questo caso l'educatore che usa l'Analisi Transazionale si tiene un passo più in qua della vera e propria psicoterapia.

A lato della terapia si è sviluppata, specie negli ultimi anni, l'attività che si usa chiamare «counseling», ossia consulenza, consultazione.

In effetti, il bisogno di chi ricorre allo psicologo o all'assistente sociale che abbia competenze psicologiche non è sempre tale da richiedere una terapia a lungo respiro. Né il bisogno, né la richiesta. Anche se sicuramente più breve rispetto ai tempi che generalmente richiede una psicoanalisi ortodossa, la terapia con l'A.T. chiede comunque la previsione di un impegno continuativo e dilatato nel tempo, a cui non tutti sono disponibili. Diverse persone chiedono un momento di riflessione su di sé e sulle proprie scelte, la parola di un competente che inquadri una problematica o un disagio, senza per questo mettere in gioco gli equilibri personali profondi. Si deve congedarli dicendo che non sono disponibili al lavoro terapeutico?

L'analisi strutturale, il quadro delle carezze che una persona scambia e di quelle che desidera, l'analisi dei giochi, la messa a fuoco di possibili comportamenti diversi, sono strumenti di un lavoro che può essere limitato nel tempo e nella profondità, ma che può anche rispondere in modo appropriato a ciò che una persona richiede.

Il gruppo di terapia

L'Analisi Transazionale è stata elaborata da Berne a partire dalle sue esperienze con i gruppi. A questa origine i transazionalisti sono rimasti fedeli, proponendo la psicoterapia di gruppo come la via maestra del lavoro terapeutico. Su questa base comune, ciascuno degli sviluppi dell'Analisi Transazionale propone le sue specifiche sottolineature. Qui semplificheremo confrontando due modelli.

Le citazioni che abbiamo riportato nel paragrafo sui giochi ci fanno intravedere come Berne lavorava nei gruppi. Le persone parlano tra loro, strutturano il tempo nella forma che meglio gli riesce: il terapeuta ascolta, analizza quello che succede in base ai concetti dell'Analisi Transazionale che divengono, col passare del tempo, elemento della cultura del gruppo. Obiettivo fondamentale è rendere ciascuno consapevole del proprio copione e di cosa può fare per liberarsene. Per questo scopo, il terapeuta può dedicare parte del tempo del gruppo ad approfondire la problematica di un singolo partecipante.

In un gruppo condotto alla maniera dei Goulding, il fuoco dell'attenzione è centrato su ciò che il singolo fa all'interno del gruppo. Il terapeuta si ferma sulle incongruenze del paziente, aiuta a evidenziare le impasses, facilita il processo di ridecisione. Il gruppo costituisce l'ambiente in cui questo lavoro risulta possibile, e fornisce al singolo che lavora il proprio supporto.

Sono possibili forme intermedie. Nella sua forma pura, il gruppo alla Goulding è tagliato per una esperienza relativamente breve e intensa, come quella delle maratone. Lavori di ridecisione trovano posto anche nei gruppi a cadenza settimanale, ma come momenti forti, non come il pane quotidiano. Di quando in quando, il terapeuta può lasciare che il gruppo gestisca a suo modo la comunicazione, e analizzare ciò che avviene. Può prestare la sua attenzione alle modalità comunicative, agli stati dell'io espressi, ai sentimenti manifestati o nascosti, ai giochi accennati o clamorosamente giocati. Può scegliere di intervenire su questo o quell'aspetto più rilevante, chiarendo quello che ritiene esserne il significato.

Il terapeuta può anche suggerire esercizi o «fantasie guidate», che introducono più rapidamente nelle tematiche della terapia, aggirando le difese che, anche in gruppo, le persone portano con sé. Questi esercizi possono sembrare, sovente, giochi. La dimensione ludica, ben diversa dal gioco in senso berniano, ha naturalmente il suo posto in una terapia che riconosce valore all'io Bambino. Al gioco-esercizio segue normalmente un momento di condivisione. È utile che le esperienze positive vengano socializzate nel gruppo; bisogna che quelle negative, se ci sono, vengano comprese e che non vadano a rinforzare convinzioni di copione.

Terapia individuale?

Talvolta, magari per motivi puramente contingenti di disponibilità di tempo, o per difficoltà e resistenze che si giudica inopportuno affrontare, si può decidere di condurre una terapia in forma individuale, anziché in quella «classica» di gruppo. Come ho cercato di mostrare, l'analisi transazionale dispone di adeguati strumenti per promuovere il cambiamento lavorando sul mondo interno della persona.

Com'è logico, l'aspetto della relazione rimane centrale. La relazione con il terapeuta, che si costruisce seduta dopo seduta e offre l'esperienza concreta di come il paziente si mette in comunicazione con l'altro; ma anche il mondo delle relazioni interpersonali di cui il paziente ci riferisce.

Sarebbe ingenuo pensare che quanto ci racconta la persona seduta di fronte a noi sugli altri e sulla sua relazione con loro, sia la realtà. Ma in ogni caso è il suo mondo: è lì che si gioca la sua esistenza, è di fronte a loro che costruisce le proprie risposte, confermando i limiti del suo copione o trovando le strade per una crescita personale.

Terapia di coppia, terapia familiare

Gli strumenti dell'Analisi Transazionale si prestano egregiamente per analizzare le relazioni stabili, quali le coppie. Gli stati dell'io che i partner esprimono manifestano i ruoli che vengono assunti; si può indagare a quali bisogni questi ruoli rispondano, e, correlativamente, quali bisogni vengano coartati. I giochi psicologici sono particolarmente evidenti in una coppia. Come sappiamo, il tornaconto di un gioco è qualcosa di profondo nel quadro delle scelte di base di una persona. Rinunciare ai giochi apre la strada all'intimità, ma quanto costa rinunciare ai giochi? E si è disposti a pagare quel prezzo?

Quanto abbiamo visto sul «copione in azione» offre altri strumenti per mostrare ai partner la loro complementarità. Complementarità negativa, visto che per questo si viene in terapia, ma rovesciabile in complementarità positiva. Due minicopioni non OK si incastrano reciprocamente assai bene, ma questo vale anche per due minicopioni positivi. Anche il modello del sistema-ricatto può essere usato nella stessa prospettiva, come guida per mettere in luce il disagio e come strumento per individuare le diverse vie di uscita.

La scelta di un compagno o di una compagna ha un posto centrale nella messa in atto del copione di una persona. Ha, una coppia, le risorse e la motivazione per rovesciare gli aspetti copionali della propria scelta? È questa la sfida del lavoro terapeutico.

L'esperienza mi dice, in ogni caso, che raramente si può affidare solo alla terapia di coppia la soluzione dei problemi di due persone che vivono insieme. La terapia di coppia può aprire gli occhi sulle ragioni profonde di un malessere, può rendere comprensibili le alternative e mobilitare energie, ma raramente è capace da sola di sostenere un cambiamento stabile.

I copioni individuali tornano ad agire, e diventa ragionevole, perché il cambiamento iniziato prosegua, che uno o entrambi i partner lavorino sulle ragioni del proprio disagio personale, e non solo sul disagio di coppia.

La famiglia è il luogo primario della comunicazione e, al tempo stesso, il luogo della complessità. Certo, la famiglia è un sistema, come sottolineano appunto i terapeuti sistemici, ma è anche un gruppo di persone che comunicano. Saper vedere queste persone, saper vedere come comunicano, in quali trappole relazionali cadono, e come le subiscono o vi reagiscono, è la strada percorribile con l'Analisi Transazionale.

Anche qui, lo scopo è rompere degli equilibri oppressivi, accendere dei barlumi di consapevolezza, aprire qualche spazio di comportamento nuovo. Rimane una parte di cammino che impegnerà inevitabilmente anche gli individui.

ANALISI TRANSAZIONALE E CAMBIAMENTO

La storia dell'Analisi Transazionale ha mostrato quali potenzialità di cambiamento offra il lavorare in chiave terapeutica con le parti del sé individuate come Genitore, Adulto, Bambino. In effetti, per quanto possano rimandare a esperienze passate o a persone reali entrate nella nostra vicenda, Genitore, Adulto e Bambino appaiono fondamentalmente come dimensioni del mondo affettivo e simbolico di ciascuno di noi. Quel mondo simbolico insieme al quale trascorriamo la nostra vita reale.

Nella sua storia, l'Analisi Transazionale ha percorso le strade indicate dalla tripartizione degli stati dell'io. Si è fondata, con Berne, sulle capacità di autonomia dell'Adulto. Poi i Goulding hanno esplorato le risorse del Bambino, influenzando potentemente gli analisti transazionali negli anni Settanta e Ottanta.

Contemporaneamente, l'esperienza degli Schiff mostrava la centralità della struttura genitoriale come garanzia di validità e solidità del cambiamento.

Anche se le due scuole hanno sottolineato le reciproche differenze, è possibile vederle come due prospettive complementari piuttosto che antitetiche (K. Mellor, 1980). Le più efficaci tecniche terapeutiche elaborate negli ultimi anni mostrano come sia possibile far leva sulle capacità intuitive e innovative del Bambino valorizzando, d'altro canto, la potenza protettiva del Genitore.

Quanto più l'impegno di questi «personaggi» si fa intenso, tanto più il terapeuta interviene come interlocutore non asettico ma altamente partecipativo.

Con questo tocchiamo un secondo punto che caratterizza l'Analisi Transazionale, e cioè il forte coinvolgimento del terapeuta nella relazione con il paziente.

Ricordo ancora oggi una conferenza di parecchi anni fa, in cui Mara Palazzoli Selvini,[1] parlando di Gregory Bateson, il geniale iniziatore della prospettiva sistemica in psicologia, si chiedeva come mai alla grande forza creativa in campo teorico non avesse corrisposto in Bateson altrettanta fecondità di risultati nel campo della terapia. E rispondeva dicendo che Bateson non accettava di entrare nella sfida dei «giochi» dei pazienti, cercando piuttosto di tenersene a distanza.

Come si è visto dai frammenti di terapia riportati, l'analista transazionale entra nella problematica dei pazienti non solo interpretando, ma proponendo tecniche di lavoro ed esercizi e accettando, se necessario, un'intensa partecipazione emotiva.

Dato che non si tratta di una parte facile, né senza rischi, l'analista transazionale deve avere con sé un buon bagaglio teorico come guida: la consapevolezza del suo ruolo, la compren-

[1] M. Palazzoli Selvini è stata ed è uno dei personaggi più importanti della terapia familiare sistemica in Italia.

sione dei giochi psicologici, la distinzione tra gioco e intimità, l'interrogarsi sul come si incontrano il copione del paziente con il proprio.

Un altro aspetto che ritengo centrale è il collocarsi dell'Analisi Transazionale sulla linea di confine tra interno ed esterno, tra comportamento ed esperienza soggettiva. Dagli stati dell'io alle carezze, dai giochi psicologici alle impasses al copione, l'attenzione è sempre rivolta a come ciò che appare manifesta ciò che l'altro vive dentro di sé, e, reciprocamente, a come l'esperienza interna si fa comportamento.

Il terapeuta aiuta il suo interlocutore a ripercorrere questa strada, non per una semplice conoscenza, ma quale cammino verso l' integrazione delle parti del sé.

BIBLIOGRAFIA

Questa bibliografia, data la sua brevità, non ha ovviamente alcuna pretesa di completezza. Riportiamo testi e articoli cui si fa riferimento nel corso di questo libro, più i testi reperibili in italiano, preferibilmente quelli a carattere di base. Indichiamo la data dell'edizione italiana, aggiungendo tra parentesi – se l'originale è straniero – la data dell'edizione originale.

Berne E. (1957) *Guida per il profano alla psichiatria e alla psicoanalisi*, Astrolabio, Roma, 1970.

Berne E. (1961) *Analisi transazionale e psicoterapia*, Astrolabio, Roma 1971.

Berne E. (1964) *A che gioco giochiamo*, Bompiani, Milano 1984.

Berne E. (1966) *Principi di terapia di gruppo*, Astrolabio, Roma 1986.

Berne E. (1970) *Fare l'amore*, Bompiani, Milano 1970.

Berne E. (1972) *Ciao... E poi?*, Bompiani, Milano 1979.

Berne E. (1972) *Cosa dici dopo aver detto ciao?*, Archeopsiche (c/o Centro E. Berne) Milano 1993.

Berne E. (1977) *Intuizione e stati dell'io*, Astrolabio, Roma 1992.

Bolten M e De Jong N. *Le reparentage ou la régression thérapeutique*, AAT, V, 17, 1981.

Chalvin M.J. e altri *L'Analisi Transazionale*, F. Angeli, Milano 1990 (a orientamento organizzativo).

Del Casale Franco (1986) *Da zero a sedici anni*, S. Paolo, Roma 1993.

Dusay J. *Egograms*, Harper and Row, New York 1977.

English F. *The substitution factor: rackets and real feelings*, TAJ, I, 4, 1971; Idem, 2° parte, in TAJ, II, 1, 1972.

English F. *Racketeering*, in TAJ, VI, 1, 1976.

Erskine R. *Disconnecting rubberbands*, TAJ, IV, 1, 1974.

Erskine R. e Zalcman M. (1975) *Sistema ricatto*, Neopsiche, III, 5, 1985.
Giuli M. *L'Analisi Transazionale nelle organizzazioni*, F. Angeli, Milano 1983.
Goulding M. e R.L.(1979) *Il cambiamento di vita nella terapia ridecisionale*, Astrolabio, Roma 1983.
Harris T.A. (1967) *Io sono OK, tu sei OK*, Rizzoli, Milano 1974.
James M. e Jongeward D. (1971), *Nati per vincere*, ed. Paoline, Roma 1982.
Kahler T. e Capers H. *The miniscript*, TAJ, IV, 1, 1974.
Karpman S. *Fairy tales and script drama analysis*, TAJ VII, 26, 1968.
Kupfer D. e Haimovitz M. *Rubberbands*, TAJ, I, 2, 1971.
Mc Neel J. *The parent interview*, TAJ, VI, 1, 1976.
Mellor K. *Reframing and the integrated use of redecision and reparenting*, TAJ, X, 3, 1980.
Moiso C. e Novellino M. *Stati dell'io*, Astrolabio, Roma 1982.
Sabbadini R. *Poteri professionali*, F. Angeli, Milano 1991.
Schiff J.L. e Day B. (1970) *Tutti miei figli*, Mondadori, Milano 1973.
Schiff J.L.(1975) *Analisi Transazionale e cura delle psicosi*, Astrolabio, Roma 1980.
Steiner C. *The original warm fuzzy tale*, Jalmar, Sacramento 1977
Steiner C. *The stroke economy*, TAJ, I, 3, 1971.
Stewart I. e Joines V. (1987) *L'Analisi Transazionale*, Garzanti, Milano 1990.
Woollams S. e Brown M. (1978) *Analisi transazionale*, Cittadella, Assisi 1985.

Riviste citate:

TAJ = «Transactional Analysis Journal», San Francisco.
AAT = «Actualitées en Analyse Transactionnelle», Bruxelles.

In Italia si pubblicano i seguenti periodici:

«AT, Rivista italiana di Analisi Transazionale», Roma, a cura della SIMPAT, Roma.

«Neopsiche, Rivista di Analisi Transazionale e scienze umane», a cura dell'Associazione Italiana di A.T. (Direzione e redazione c/o Centro E. Berne, Milano).

«Polarità, Rivista di Gestalt, Analisi Transazionale e Analisi Esistenziale», a cura dell'IRPIR.
«Quaderni del Centro di Psicologia e A.T. (Milano)», Uspel ed., Padova.

CENTRI E ISTITUTI DI ANALISI TRANSAZIONALE

Centro «E. Berne», via M. Bandello 18, tel 02/4987357, Milano.
Centro di Psicologia e Analisi Transazionale, via Archimede 127, tel. 02/70127021, Milano.
Istituto Torinese di Analisi Transazionale, via Ormea 52, tel. 011/6503528, Torino.
Centro «Il sé», via Mazzini 119, tel. 0577/49405, Siena.
Auximon, via Denza 19, tel. 06/8070821, Roma.
IRPIR, via Monte Fano 14, tel. 06/87182487, Roma.
Istituto di Analisi Transazionale, via Sommellier 12, tel. 06/7024669, Roma.
SIMPAT, via Niccolai 70, tel.06/35344043, Roma.
CEPAT, via Palizzi 25, tel. 081/5788747, Napoli.
ZETESIS, via Croce Rossa 3, tel 081/7611458, Napoli.
POIESIS, via La Rosa 37, tel. 095/327881, Catania.

INDICE

Finito di stampare
nel mese di giugno 1997
per conto della Xenia Edizioni
dalla New AGEL s.r.l. di S. Vittore Olona (Mi)

Printed in Italy